# 外科临床护理经验

王 宾 著

汕頭大學出版社

**图书在版编目（CIP）数据**

外科临床护理经验 / 王宾著. -- 汕头 ： 汕头大学
出版社，2021.1

ISBN 978-7-5658-4217-7

Ⅰ．①外… Ⅱ．①王… Ⅲ．①外科学－护理学 Ⅳ.
①R473.6

中国版本图书馆CIP数据核字(2020)第261323号

**外科临床护理经验**

WAIKE LINCHUANG HULI JINGYAN

| | |
|---|---|
| 作　　者: | 王　宾 |
| 责任编辑: | 邹　　峰 |
| 责任技编: | 黄东生 |
| 封面设计: | 中图时代 |
| 出版发行: | 汕头大学出版社 |
| 地　　址: | 广东省汕头市大学路 243 号汕头大学校园内　　邮政编码：515063 |
| 电　　话: | 0754-82904613 |
| 印　　刷: | 廊坊市海涛印刷有限公司 |
| 开　　本: | 710 mm ×1000 mm　1/16 |
| 印　　张: | 14.75 |
| 字　　数: | 230 千字 |
| 版　　次: | 2021 年 1 月第 1 版 |
| 印　　次: | 2022 年 5 月第 1 次印刷 |
| 定　　价: | 58.00 元 |

ISBN 978-7-5658-4217-7

# 目　录

# 第一章 微创外科病人的护理

## 第一节 概　述

### 【微创外科的发展】

微创外科是 20 世纪末在外科领域中发展起来的一门新兴学科，被誉为外科发展史上的里程碑，是 21 世纪外科发展的方向之一。

1910 年，瑞典 Jacobaeus 首次将腹腔镜用于腹腔检查。1938 年，匈牙利 Veress 发明了弹簧安全气腹针并沿用至今。20 世纪 50 年代，英国 Hopking 发明了柱状透镜使腔镜的图像更为清晰。20 世纪 60 年代至 70 年代，德国 Semm 使用自动气腹机、冷光源、内镜热凝装置和腹腔镜专用器械实施妇科腹腔镜手术。1983 年，英国泌尿外科医师 Wickham 首次提出微创外科的概念。1986 年，德国外科医师 Muhe 完成了世界上首例腹腔镜胆囊切除术。20 世纪 90 年代，微创外科发展迅猛：①初期，微创外科在普外、胸外、妇产科、泌尿外科等各个领域开始实施；②中期，技术进入相对成熟期；③后期，开始探索肿瘤的微创治疗。1998 年 5 月，电脑遥控机器人辅助心脏手术首次在巴黎获得成功。21 世纪以后，达·芬奇手术机器人系统的临床应用成为微创外科发展的新潮流，标志着微创外科进入一个崭新的时代。

### 【微创外科的理念】

微创外科的发展经历了 100 余年的历史，从最初对疾病的诊断，发展成现在的涉及几乎所有专业的一种技术；它本身不是一个专科，而更是一种外科的思维方式与哲学。微创外科应用当代先进的电子、电热、光学等设备和技术，以电子镜像代替肉眼直视、以细长器械代替手指，力求在最小的切口路径、最少的组织损伤、机体最轻的应激反应下，完成对体内病灶的观察、诊断、切除等，并对异常组织器官重建。微创外科甚至可以通过人的自然孔道，如口腔、鼻孔、肛门、阴道、尿道、耳道等插入内镜或腔镜进行手术治疗。

微创外科强调以人为本，即从人文关怀的角度出发，确立病人在医疗过程中的主体地位，并将其贯穿在医疗活动的始终，努力维持病人的内环境稳定，以最小的组织器官损伤、最轻的全身应激反应、最完美的伤口愈合，达到最理想的医疗效果。微创外科提供的医疗服务"富含人情味和人性化"，将病人的生理和心理创伤降到最低点。

## 【微创外科的分类】

一般来说，微创外科是指内镜外科及腔镜外科。广义来说，它包括一切微小切口与微小创伤的外科治疗手段，如导管介入、伽马刀、激光刀、冷冻、微波、射频、内镜、腔镜、达·芬奇机器人手术系统（robotic surgical system）等可以替代传统的手术刀或手术方式治疗各种外科疾病。通常，微创外科分为内镜技术、腔镜外科和介入治疗3类。

### （一）内镜技术

是将内镜通过人体自然通道或人工建立的通道，送到或接近人体的体内病灶部位，在内镜直视下或在X线与超声检查辅助下，对局部病灶进行止血、切除、清除结石、引流或重建通道等手术，以达到明确诊断、治疗疾病或缓解症状的目的。目前习惯上把经自然通道进入者称为内镜，例如胃镜、结肠镜等。经戳创进入体腔或潜在腔隙者称为腔镜，例如腹腔镜、关节镜等。

1. 根据内镜结构分类

分为刚性硬质内镜和软质内镜2种。软质内镜又分为纤维镜和电子镜。通常硬质内镜又称为腔镜。

2. 根据内镜诊疗部位分类

分为消化内镜、脑室镜、呼吸内镜、血管镜及心镜、胸腔镜、腹腔镜、膀胱镜、肾盂镜、宫腔镜、关节镜等。其中消化内镜应用较广泛，按其功能和技术难度又分为胃肠道内镜（食管镜、胃镜、结肠镜等）、胰-胆管内镜（十二指肠镜、胆道镜、胰管镜等）、超声内镜（超声胃镜、超声十二指肠镜、超声结肠镜）和肝胆管内镜（经口胆道镜、胆囊镜）等。其中脑室镜、胸腔镜、膀胱镜、肾盂镜、宫腔镜、关节镜通常称为腔镜。

（二）腔镜外科

是硬质内镜经人工建立的通道进入体腔或潜在腔隙，对局部病灶进行止血、切除、缝合、重建通道等手术，以达到明确诊断、治疗疾病或缓解症状的目的。

（三）介入治疗

介入治疗是在现代影像学技术（X线、CT、MRI或超声等检查）引导下，结合临床治疗学原理，将细径导管或治疗探头经皮引导至病变或接近病变的部位，通过导管和探头对外科疾病实施治疗的技术方法，是微创外科的重要组成部分，具有创伤小、操作简便、定位准确、并发症少等优点。介入治疗的应用丰富了许多疾病的临床诊断和治疗方法，它虽然不能完全取代外科手术，但却是外科手术良好的辅助治疗手段。根据介入途径的不同分为2类。

1. 血管性介入

在影像学的引导下，将专用的导管或器械通过大血管，如股动脉、肱动脉、颈动脉或颈静脉等送入靶器官，进行造影诊断和治疗，包括选择性造影术、经导管栓塞术、药物灌注术、球囊扩张、支架植入、插管技术等。

2. 非血管介入

在影像学的引导下，避开血管直接做局部病变穿刺活检；囊肿、脓肿或积液置管引流；局部注射麻醉药物以阻滞神经镇痛，或对原发肿瘤和转移性癌肿实施局部注射无水酒精，以及激光、射频、微波或冷冻等治疗。

【微创外科基本诊疗技术】

微创外科技术种类繁多，包括染色、放大、造影、活检、高频电凝及超声刀、激光、微波、射频、氩氦刀的应用等。

（一）染色、放大

是应用特殊的染料对胃肠道黏膜进行染色，从而提高病变检出率的方法，而放大则是可将观察对象放大 60～170 倍。联合应用染色内镜和放大内镜能更准确地反映病变的病理学背景，从而提高早期癌的检出率。

（二）造影

内镜下的造影技术如经内镜逆行胰胆管造影术，膀胱镜下逆行输尿管肾盂造影术等扩展了常规 X 线造影技术的应用范围，提高了诊断准确率。

（三）活检

经内镜可以利用活检钳取出组织标本，获得病变的病理诊断，为进一步治疗打下基础。

（四）高频电刀

是一种取代机械手术刀进行组织切割的电外科器械，通过电极尖端产生的高频电流在与机体接触时，可使组织瞬时加热，实现对机体组织的分离和凝固，达到切割和止血的目的。

（五）激光

具有高亮度、单色性好、方向性强等特点，可用于组织的切割、凝固、止血、气化等。根据不同的目的可以选择不同类型的激光。由于正常组织与肿瘤等病变组织在激光激发后产生不同的荧光，故可以诱导荧光对早期肿瘤进行诊断。

（六）微波

是一种频率为 300～300 000MHz 的电磁波。在微波的作用下，生物组织中的极性分子（如水和蛋白质等），随外加电场的交变频率变化发生高速转动而产生热效应和非热效应，可以用于理疗、热疗或者手术。

（七）射频

是一种高频交流变化电磁波。高于 10kHz 的高变电流通过活体组织时，组织内离子随高变电流产生振动，在电极周围产生 90～100℃ 的高温，通过热传导使局部组织毁损，但并不引起神经肌肉的应激。射频现已应用于肝癌、消化道出血、消化道息肉、胃食管反流、骨关节炎等疾病的治疗。

（八）氩氦刀

是一种冷冻治疗仪，可使靶区组织的温度在 10~20 秒内迅速降到−140℃以下，然后快速升温至 30~35℃，从而使病变组织摧毁。在腔镜下可通过氩氦刀对肝、肾等器官的恶性肿瘤进行冷冻治疗。

**【微创外科的应用范围】**

微创外科技术已拓展到普外科、神经外科、胸外科、泌尿外科、骨科、血管外科、妇科及眼科等各个专业领域。

（一）普外科

腹腔镜手术种类不断扩展，几乎覆盖了所有腹腔和盆腔手术。腹腔镜胆囊切除术已成为胆囊结石的首选治疗方法。纤维胆道镜可用于胆道探查取石，也能完成取异物、止血、狭窄胆管扩张、胆道支架放置等操作。腹腔镜手术治疗胃癌应用于临床日趋增多，可分为完全腹腔镜下胃癌手术、腹腔镜辅助下胃癌手术和手助腹腔镜下胃癌手术 3 种。此外，腹腔镜已逐步应用于肝、胰腺、结肠肿瘤及乳腺和甲状腺疾病的外科治疗。

（二）神经外科

脑神经内镜手术将脑内镜置入脑内，在显微外科手术器械、激光装置和超声引导、CT 和 MRI 三维重建图像定位等的配合下，利用神经内镜辅助颅内疾病的手术。脑神经内镜可用于立体定向放射治疗，脑室内病变、脑囊肿、脑脓肿、脑内异物取出、脑内血肿的处理，以及脑肿瘤的探查、活检及切除等。

（三）胸心外科

使用的内镜技术包括胸腔镜、纵隔镜和支气管镜，应用范围包括食管外科、肺外科、气管外科、纵隔外科以及心脏外科等广泛领域。胸腔镜可应用于胸部疾病的诊断、活检，可进行食管肿瘤的切除和食管重建、纵隔淋巴结清扫、食管破裂修补、肺楔形切除、肺叶及全肺切除，膈疝手术，心包手术和冠心病的治疗等。

### （四）泌尿外科

是内镜技术应用最为广泛的临床科室之一，约90%以上的泌尿外科手术均可通过内镜来施行。泌尿系结石很少进行开放手术治疗，可通过经皮肾镜、输尿管镜、膀胱镜或腹腔镜，采用气压弹道、液电、超声、激光等方法清除。经尿道前列腺电切术目前已经成为治疗良性前列腺增生症的"金标准"，已很少实施开放手术来摘除前列腺。另外，传统的开放手术如肾上腺肿瘤切除术、肾癌根治术、膀胱癌根治术、前列腺癌根治术等都可以在内镜下完成。

### （五）骨科

关节镜在骨科疾病的诊治方面，不仅是关节疾病的辅助诊断手段，而且是关节外科和运动医学领域中一种不可或缺的治疗手段。关节镜下手术已成为治疗一些关节疾病的金标准。在关节镜下可进行各种骨、软骨、韧带、关节囊的刨削、修整、修补或重建手术，可应用于包括膝、肘、肩、踝等在内的全身各关节，治疗范围包括急性关节创伤和关节内骨与软骨的骨折、慢性关节创伤等。在脊柱疾病治疗方面，采用内镜技术可行前路或后路的脊柱手术以及经椎间盘镜行腰椎间盘切除术。

# 第二节　腔镜外科

## 一、腹腔镜

腹腔镜外科起步于胆囊切除术，腹腔镜胆囊切除术作为经典手术已基本取代了开腹手术，欧美等发达国家已作为胆囊急诊手术的最佳选择。现在腹部外科中的胰十二指肠手术切除、肝胰部分切除、胃切除、肠切除等都可用腹腔镜完成。远程操纵的人工智能机器人电视腹腔镜（达·芬奇系统）手术成功，为电视腹腔镜技术的发展揭开了新的篇章。中华医学会外科学会于1995年成立了腹腔镜外科学组，2002年进一步更名为腹腔镜-内镜外科学组，一直引导着我国腔镜外科学的快速、健康发展。

## 【手术设备与器械】

手术设备与器械主要包括：①腹腔镜图像显示与存储系统（显示器、冷光源等）；②$CO_2$气腹系统（气腹机、二氧化碳钢瓶、穿刺套管鞘、弹簧安全气腹针等）；③手术设备（高频电刀、激光器、超声刀、氩气刀、腹腔镜超声机、吸引器等）；④特殊手术器械（电钩、分离钳、穿刺针、术中胆道造影钳、打结器、施夹器、各类腔内切割缝合器与吻合器等）。

## 【基本技术】

### （一）手术体位

腹腔镜胆囊切除术、腹腔镜胆总管切开取石术均采取 15°~30° 头高脚低及右侧抬高 15°~20° 体位；腹腔镜阑尾切除术采取平卧位；腹腔镜乙状结肠切除术采取头低足高及右侧倾斜的仰卧位或截石位。

### （二）建立气腹

1. 目的

为手术提供足够的空间和视野，避免术中损伤其他脏器和组织。

2. 气体选择

由于术中使用电外科设备会产生火花，因此不能使用易燃气体（例如氧气）建立气腹；氮气在人体内不易被吸收、不易排出，若压力过高，氮气进入血液有气体栓塞的危险，所以建立气腹不选择氧气和氮气。目前临床最常用二氧化碳气体（$CO_2$）来建立气腹，是因为 $CO_2$ 具有以下特征：遇火不燃烧，不会烫伤腹腔脏器与组织；透明、无烟雾，不影响手术视野；$CO_2$ 在血液中溶解度高，可被机体吸收后经肺呼出。如果病人有心肺功能不全，建立气腹不适合使用 $CO_2$，可选用氦气（He）、笑气（$N_2O$）。

3. 建立气腹的方法

常选择脐孔下缘切口向腹腔内注入 $CO_2$ 建立气腹。

4. $CO_2$ 气腹压力设置

一般压力范围 10～15mmHg，常用压力为 12mmHg；妇科手术设置在 10～14mmHg；腹腔镜胆胃脾等手术设置在 10～12mmHg；老年病人手术设置在 8～10mmHg。气腹压力过高时，$CO_2$ 经血液和组织吸收过多可导致高碳酸血症及酸中毒。

## 【适应证与禁忌证】

### （一）适应证

手术指征同开腹手术，适用于肝、胆、胰、脾、胃、肠、阑尾、肾、卵巢等腹腔与盆腔的器官、组织病灶或肿瘤的手术切除；疝修补术；急腹症探查等。

### （二）禁忌证

（1）严重的心、肺、肝、肾功能不全；

（2）盆腔、腹腔巨大肿块；

（3）③弥漫性腹膜炎伴肠梗阻；

（4）食管裂孔疝、脐疝、腹部疝、横膈疝；

（5）严重的腹膜、盆腔粘连；

（6）凝血功能障碍。

## 【护理评估】

### （一）术前评估

1. 健康史

（1）一般情况：包括病人的年龄、性别、职业、饮食习惯等。

（2）既往史：了解心、肝、肺、脑等重要器官功能；手术史；过敏史；评估病人的病因、病程及诊疗、用药情况等。

2. 身体状况

（1）症状与体征：①局部：评估病人的腹部、盆腔是否有阳性体征；腹部手术部位皮肤有无破损、毛发；脐部的清洁程度；②全身：评估病人的生命体征、营养状况、有无水肿、高血压、贫血、皮肤完整性等；有无心、肝、肾功能障碍；有无感染、高碳酸血症、酸中毒等症状。

（2）辅助检查：评估术前常规实验室检查、影像学检查（胸部X线、心电图等）。

3. 心理－社会状况

评估病人是否担心腹腔镜手术的预后；评估病人及其家属对腹腔镜手术、术后并发症、术后治疗和康复等相关知识的了解及接受程度；评估家属及社会、医疗保健支持体系对腹腔镜手术所需医药费用的承受能力。

（二）术后评估

1. 术中情况

了解手术名称、术中出血量以及麻醉和留置引流管情况。

2. 身体状况

评估生命体征；切口疼痛与愈合情况；是否发生 $CO_2$ 气腹相关并发症（皮下气肿、高碳酸血症、酸中毒等）、肺部感染、泌尿系统感染、出血、吻合口漏等术后并发症。

【常见护理诊断/问题】

（一）急性疼痛

与手术引起的组织损伤有关。

（二）低效性呼吸型态

与术后伤口疼痛、$CO_2$ 潴留导致酸中毒、气胸有关。

（三）潜在并发症

出血、感染、皮下气肿、酸中毒等。

## （四）知识缺乏

缺乏腹腔镜手术治疗与术后康复知识。

## 【护理目标】

（1）病人疼痛程度减轻，疼痛评分下降。

（2）病人呼吸频率恢复到正常范围，血氧饱和度提高。

（3）病人术后未发生并发症，或者并发症得到及时发现和处理。

（4）病人能复述腹腔镜手术的优点、术后护理与出院后注意事项的要点。

## 【护理措施】

### （一）术前护理

**1. 心理护理**

大多数病人不了解麻醉和腹腔镜手术过程，担忧手术效果和医疗费用，术前会出现情绪紧张、焦虑甚至恐惧心理，可根据术前评估的结果，选择图文并茂的腹腔镜手术宣传册、图片、短视频等方法，向病人介绍腹腔镜手术的优点；简介麻醉方法、手术体位、手术方法、术后治疗护理重点；安排手术成功的病人与术前病人交流，减轻病人的术前紧张情绪与顾虑。

**2. 术前准备**

（1）协助做好术前检查、准备术前用药；

（2）皮肤准备：术前1日清洁皮肤、备皮。脐部是腹腔镜手术的重要入路，术前可采用棉签、棉球清洁脐部。先使用无刺激的植物润肤油（如杏仁油、松节油、液状石蜡油）软化脐部污垢，然后再用肥皂水或者沐浴液清洁脐孔，最后用温水清洗并擦干；

（3）胃肠道准备：禁食、清洁灌肠，时间和方法同开腹手术；

（4）呼吸道准备：指导病人戒烟、呼吸训练、有效咳嗽；

（5）术前排空膀胱、必要时导尿并留置尿管。

（二）术后护理

1. 一般护理

（1）体位：术后卧床 6 小时后可取半卧位，生命体征平稳者可下床活动。

（2）饮食：非胃肠道手术术后 6 小时，如果病人肛门排气，无恶心、呕吐等胃肠道症状，可进食流质饮食；进食后观察有无恶心、呕吐等胃肠道症状；术后有胃、肠、胆吻合口者，禁食，留置胃管胃肠减压至吻合口愈合、肛门排气后方可进食。

（3）吸氧：监测呼吸和血氧饱和度，必要时低流量吸氧，以提高血氧浓度，促进 $CO_2$ 排泄，预防高碳酸血症或酸中毒。

（4）指导病人做深呼吸、有效咳嗽训练。

2. 病情观察

监测生命体征、意识，观察伤口、引流管情况，注意是否有并发症的发生。

3. 疼痛护理

腹腔镜术后腹部切口会有轻微的疼痛，若病人疼痛剧烈，遵医嘱予以镇痛药。少数病人术后出现肩背部酸痛，是因为建立气腹残留在腹腔内的 $CO_2$ 排出不完全，$CO_2$ 聚集在膈肌下产生碳酸并刺激膈肌和胆囊创面，导致术后肩背部疼痛。术后延长吸氧时间、按摩肩背疼痛部位可缓解症状。

4. 伤口护理

根据渗液、渗血等异常情况，按无菌原则更换伤口敷料。

5. 腹腔引流管护理

妥善固定引流管；评估引流液的颜色、性状和量。如果术后出现引流液增多、血性、墨绿色或者结石样沉淀物等异常情况，应及时报告医师。

6. 并发症的护理

（1）$CO_2$ 气腹相关并发症：常见并发症包括高碳酸血症与酸中毒、皮下气肿、气胸、心包积气、气体栓塞、心律不齐、下肢静脉淤血、静脉血栓、腹腔内器官缺血、体温下降等。

①原因：$CO_2$ 气腹使腹腔压力增加，导致膈肌上抬、肺顺应性降低、有效通

气减少、心排血量减少、心率减慢、下肢静脉淤血、内脏血流减少，从而对心肺功能产生影响。人体对 $CO_2$ 的吸收与术中气腹压力成正相关，当腹腔内 $CO_2$ 气压较高时，$CO_2$ 逸入组织间隙并加速经腹膜大量吸收入血。$CO_2$ 在血浆中有较高的弥散性和溶解度，引起高碳酸血症及酸中毒，多为可逆性。如果手术持续时间过长，高碳酸血症导致酸中毒时，交感肾上腺兴奋性增加，机体受 $CO_2$ 压力和化学因素的影响会出现心动过速、高血压、颅内压增高等严重后果，甚至会引起全身重要脏器损伤和生理功能紊乱。

②表现：腹胀、皮下捻发音；呼吸困难、气促；低体温；心律失常、下肢静脉淤血、血压增高、颅内压增高等。

③护理：①预防：术中发生高碳酸血症及酸中毒时，立即通知医师将气腹压力降至 12mmHg；病人头胸部抬高 20°，减轻 $CO_2$ 挤压膈肌对心肺的压迫，促进体内 $CO_2$ 排出。术毕缝合腹部切口前，在病人腹壁轻轻加压促使体内和皮下 $CO_2$ 气体排出，减少体内残留。术后 6 小时取半卧位，保持呼吸道通畅、低流量给氧、深呼吸，促进体内 $CO_2$ 排出。②处理：皮下气肿者取半卧位，症状轻者延长吸氧时间，$CO_2$ 可自行吸收；症状严重者须及时报告医师，准备穿刺排气用物。监测呼吸状态和血氧饱和度，必要时做血气分析，纠正酸中毒。

（2）出血

①原因：术后可发生戳孔出血、腹壁血肿；腹膜后大血管损伤多为暴力穿刺所致，虽然发生率较低，但死亡率高；手术区域血管损伤，如肠系膜和网膜血管损伤、胆囊切除术时损伤肝蒂血管（包括肝动脉、门静脉、胆囊动脉及其分支）。

②表现：病人出现血压下降，引流管引流出血性液体，敷料有血性渗液，腹痛、腹胀等；严重时发生失血性休克症状。

③护理：监测生命体征；观察伤口敷料渗湿情况以及引流液的颜色、性状和量，警惕术后出血；遵医嘱使用止血药、输血，或准备再次手术止血。

（3）感染

①原因：术后可发生吻合口漏、戳孔感染、腹壁坏死性筋膜炎，内脏损伤可导致腹膜炎、肺部感染、泌尿系统感染等。

②表现：病人出现发热、腹痛、板状腹、腹腔引流液性状异常等。

③护理：监测体温；保持引流管通畅，观察引流液性状；遵医嘱应用抗生素；观察伤口并按照无菌原则换药；必要时行超声、CT、ERCP 等辅助检查。

## 【护理评价】

通过治疗与护理，病人是否：①疼痛程度减轻；②呼吸功能改善，气促、发绀等缺氧征象减轻或消失；③并发症得以预防，或得到及时发现和处理；④能复述腹腔镜手术的优点与术后康复注意事项的要点。

### 二、胸腔镜

1990 年，Lewis 开创了电视辅助胸腔镜外科（video-assisted thoracic surgery，VATS）；1992 年，我国引入该技术，发展出全胸腔镜下胸外科技术；2011 年，Gonzalez 成功实施单孔胸腔镜肺叶切除术。与传统开胸手术相比，胸腔镜手术能维持胸廓的稳定性、对循环系统影响较小、高血压和心律失常的发生率低、更有利于早期心肺功能的恢复。中国肺癌临床指南将胸腔镜下肺叶切除术列为早期非小细胞肺癌根治性手术方式之一。目前我国胸腔镜手术技术逐渐成熟，已成功应用达·芬奇机器人手术系统实施肺叶切除手术。胸腔镜手术将成为 21 世纪心胸微创外科发展的主要方向。

## 【手术设备与器械】

主要包括：①胸腔镜图像显示与存储系统；②手术设备：高频电刀、超声刀；③特殊手术器械：穿刺器、防雾油、直线切割缝合器、支气管及血管闭合器等。

## 【基本技术】

（一）手术体位

（1）多孔胸腔镜手术时多采取侧卧位，健侧在下、手术侧在上，最大限度地暴露胸膜腔；

（2）单孔胸腔镜手术，如肺叶切除术可采取前倾 20°健侧半俯卧位，比侧卧位手术视野显露更佳。

（二）全麻气管插管

采用双腔气管插管，实现左、右肺独立换气，术中手术侧肺不通气利于手术操作。

### (三) 手术切口

切开胸壁与胸膜后即可建立气胸，无须注入 $CO_2$ 气体。切口分类：①多孔：多选择"3 孔法"，比"4 孔法"减少了胸后背的 1 个孔，从而缓解术后胸痛。3 孔包括主操作孔、观察孔、听诊三角辅助操作孔；②单孔：是"单一小切口"的新方法，具有切口小、创伤小、疼痛轻、美容效果佳、对肺的牵拉损伤小等优点。

## 【适应证与禁忌证】

### (一) 适应证

适用于胸腔内胸膜、肺、纵隔等器官和组织的诊断与治疗。包括：①胸膜病变：胸膜活检、胸膜粘连的分离；②肺大疱切除或套扎；③胸交感神经切断术、迷走神经干切断术；④外周肺结节的楔形切除；⑤纵隔疾病：纵隔肿瘤或囊肿的切除与引流、纵隔淋巴结活检；⑥肺气肿减容手术；⑦自发性或外伤性血气胸；⑧肺的良性恶性肿瘤：肺段叶切除、全肺切除、肺癌根治术。

### (二) 禁忌证

(1) 患侧胸部手术史，或者胸膜感染史，胸膜肥厚粘连严重，胸腔镜不能进入者；

(2) 严重的心肺功能不全，全心衰竭、心功能 III 级以上，休克经输血未能缓解者，不能耐受单肺通气者；

(3) 严重急性心肌梗死、室性心律失常、缩窄性心包炎；

(4) 凝血功能障碍者；

(5) 年龄<6 个月，体重<8kg；

(6) 气管、支气管严重畸形，无法行双腔气管插管或单侧支气管插管者；

(7) 弥漫性胸膜间皮瘤，手术无法彻底切除者；

(8) 肿瘤侵及胸壁；

(9) 肿瘤巨大、广泛性转移；中心型肺癌；直径大于 5cm 的 $T_2$ 期肺癌。

**【护理措施】**

（一）术前护理

1. 心理护理

向病人讲解胸腔镜手术的特点、手术室环境、麻醉方法、手术体位、术后治疗与护理等，解除病人顾虑，降低其术前焦虑情绪。

2. 术前准备

指导病人进行呼吸功能锻炼和术后上肢功能锻炼，同时练习适应术中体位（患侧上肢上抬侧卧位）及床上大小便。

（二）术后护理

1. 一般护理

（1）体位与活动：麻醉清醒前去枕平卧；麻醉清醒后如生命体征平稳可取半卧位，根据情况早期下床活动。

（2）饮食：非胃肠道手术术后麻醉清醒 4~6 小时，如果病人肛门排气，无恶心、呕吐等胃肠道症状，可逐渐恢复饮食。

（3）吸氧：氧气吸入，2~4L/min。

2. 病情观察

监测生命体征，观察伤口、引流管情况，注意是否有并发症发生。

3. 疼痛护理

评估病人的疼痛程度，遵医嘱给予镇痛药物，并指导其采取非药物镇痛的方法，如深呼吸、放松训练和音乐疗法。

4. 呼吸道护理

加强呼吸功能锻炼，可采取雾化吸入、叩背、震动排痰、保护伤口法、手指按压胸骨切迹上方气管的环状软骨等方法促进排痰。

5. 伤口护理

根据渗液、渗血等异常情况，按无菌原则更换伤口敷料。

6. 胸腔闭式引流管的护理

严格无菌，妥善固定，保持通畅，注意观察，及时处理意外事件，加强拔管后护理。

7. 并发症的护理

观察是否出现出血、肺部感染、肺不张、心律失常等并发症，一旦发生，及时协助医生处理。

# 第二章 颅内压增高及脑疝病人的护理

## 第一节 颅内压增高

颅内压（intracranial pressure，ICP）是指颅腔内容物对颅腔壁所产生的压力。颅腔是由颅骨形成的半封闭腔，成人的颅腔容积固定不变，约 1400～1500ml。颅腔内容物（脑组织、脑脊液、血液）的体积与颅腔容积相适应，使颅内保持稳定的压力。一般以脑脊液静水压代表颅内压，可通过腰椎穿刺或直接穿刺脑室测定。成人正常颅内压为 70～200mmH$_2$O（0.7～2.0kPa），儿童正常颅内压为 50～100mmH$_2$O（0.5～1.0kPa）。

受血压和呼吸的影响，颅内压可有小范围的波动。心脏收缩期略增高，舒张期稍下降；呼气时压力略增高，吸气时压力稍下降。颅内压调节除部分依靠颅内的静脉血被排挤到颅外血液循环外，主要是通过脑脊液量的增减来调节。当颅内压高于 70mmH$_2$O 时，脑脊液的分泌减少而吸收增多，使颅内脑脊液量保持在正常范围，以代偿增加的颅内压。当颅内压低于 70mmH$_2$O 时，脑脊液的分泌增加而吸收减少，使颅内脑脊液量增多，以维持正常颅内压不变。颅内增加的临界容积约为 5%，超过此范围，颅内压开始增高（图 2-1）。当颅腔内容物体积增加或颅腔容积缩小超过颅腔可代偿的容量，使颅内压持续高于 200mmH$_2$O（2.0kPa）时，称为颅内压增高。

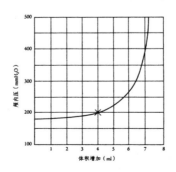

**图 2-1 颅内体积/压力关系曲线**

## 【病因】

**(一) 颅腔内容物的体积或量增大**

包括：①脑组织体积增大：如脑组织损伤、炎症、缺血缺氧、中毒等导致的脑水肿；②脑脊液增多：如脑脊液分泌过多、吸收障碍或脑脊液循环受阻导致脑积水；③脑血流量增加：如高碳酸血症时血液中 $PaCO_2$ 增高导致脑血管扩张、颅内静脉回流受阻、过度灌注等。

**(二) 颅内空间或颅腔体积缩小**

包括：①颅内占位性病变：如脑肿瘤、颅内血肿、脑脓肿等在颅腔内占据一定体积，使空间相对变小；②先天性畸形：如小脑扁桃体下疝畸形、颅底凹陷症、狭颅症等使颅腔的容积变小。

## 【病理生理】

颅内压增高可引起一系列中枢神经系统功能紊乱和病理变化。

**(一) 脑血流量减少**

正常成人每分钟约有 1200ml 血液进入颅内，并能自行调节。脑血流量＝脑灌注压/脑血管阻力，其中脑灌注压＝平均动脉压－颅内压，正常的脑灌注压为 70~90mmHg（9.3~12kPa），脑血管阻力为 1.2~2.5mmHg（0.16~0.33kPa）。

颅内压增高时，脑灌注压下降，机体通过脑血管扩张来降低脑血管阻力，维持脑血流量稳定。但当颅内压急剧增高，脑灌注压低于 40mmHg（5.3kPa）时，脑血管的自动调节功能丧失，脑血流量急剧下降，造成脑缺血；当颅内压增高接近平均动脉压时，脑血流量几乎为零，脑组织处于严重缺血缺氧状态，最终可导致脑死亡。

**(二) 脑水肿**

颅内压增高可直接影响脑的代谢和血流量导致脑水肿，使脑的体积增大，进而加重颅内压增高，造成恶性循环。

（三）脑移位和脑疝

参见本章第二节脑疝。

（四）库欣（Cushing）反应

随着颅内压不断上升，脑血流量减少，脑组织处于严重缺氧状态，为了维持必需的脑血流量，一方面脑血管扩张，另一方面机体通过自主神经系统调节，使全身周围血管收缩、血压升高、心率减慢、心搏出量增加，同时呼吸减慢加深，以提高血氧饱和度。动脉压升高并伴心率减慢、心搏出量增加和呼吸深慢的三联反应，即为库欣反应，或称全身血管加压反应。

（五）胃肠功能紊乱及消化道出血

与颅内压增高引起下丘脑自主神经中枢缺血而致功能紊乱有关。也可能由于颅内压增高时，消化道黏膜血管收缩造成缺血，导致胃十二指肠溃疡形成而发生出血或穿孔。

【分类】

（一）根据颅内压增高的范围分类

分为弥漫性和局灶性颅内压增高 2 类。

1. 弥漫性颅内压增高

由于颅腔狭小或脑实质体积增大而引起，其特点是颅腔内各部位及各分腔之间压力均匀升高，不存在明显的压力差，因此脑组织无明显移位。见于弥漫性脑水肿、交通性脑积水、静脉窦血栓等。

2. 局灶性颅内压增高

因颅内有局限的扩张性病变（如颅内血肿、肿瘤等），病变部位压力增高，使附近的脑组织受到挤压而发生移位，并把压力传向远处，造成颅内各腔隙间的压力差，这种压力差导致脑室、脑干及中线结构移位，更易形成脑疝。

（二）根据病变进展速度分类

分为急性、亚急性和慢性颅内压增高 3 类。

1. 急性颅内压增高

病情发展快，颅内压增高所引起的症状和体征严重，生命体征变化剧烈，见于急性颅脑损伤引起的颅内血肿、高血压性脑出血等。

2. 亚急性颅内压增高

病情发展较快，颅内压增高的反应较轻，多见于颅内恶性肿瘤、转移瘤及各种颅内炎症等。

3. 慢性颅内压增高

病情发展较慢，可长期无颅内压增高的症状和体征，多见于生长缓慢的颅内良性肿瘤、慢性硬脑膜下血肿等。

【临床表现】

头痛、呕吐和视神经盘水肿是颅内压增高的典型表现，称为颅内压增高"三主征"。三者出现的时间并不一致，常以其中一项为首发症状。

（一）头痛

颅内压增高的最常见症状之一，早晨或晚间较重，多位于额部及颞部，可从颈枕部向前方放射至眼眶。头痛性质以胀痛和撕裂痛多见。头痛程度随颅内压的增高而进行性加重。当用力、咳嗽、弯腰或低头活动时头痛加重。

（二）呕吐

常在头痛剧烈时出现，呈喷射性，可伴有恶心，与进食无直接关系，呕吐后头痛可有所缓解。

（三）视神经盘水肿

颅内压增高的重要客观体征之一，因视神经受压、眼底静脉回流受阻引起。表现为视神经乳头充血，边缘模糊不清，中央凹陷消失，视盘隆起，静脉怒张、迁曲，动、静脉比例失调，搏动消失，严重时视盘周围可见火焰状出血。

（四）意识障碍及生命体征变化

急性颅内压增高时常有明显的进行性意识障碍，由嗜睡、淡漠逐渐发展成昏迷。慢性颅内压增高时表现为神志淡漠、反应迟钝和呆滞，症状时轻时重。严重病例可伴有瞳孔散大、对光反射消失、发生脑疝、去大脑强直。生命体征变化为血压升高、脉搏徐缓、呼吸不规则、体温升高等病危状态甚至呼吸停止，终因呼吸循环衰竭而死亡（图2-2）。

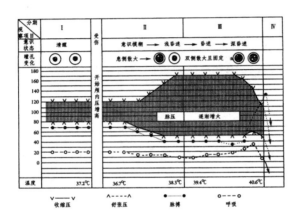

**图2-2 颅内压增高时意识、瞳孔、生命体征典型变化**

Ⅰ.正常；Ⅱ.代偿期（脉搏缓慢，洪大有力，呼吸深长）；

Ⅲ.失代偿期（脉搏稍不规则，逐渐增快，不规则呼吸，转为潮式呼吸）；

Ⅳ.衰竭期（呼吸先停）

（五）其他症状和体征

颅内压增高还可引起一侧或双侧展神经麻痹和复视；婴幼儿可有头颅增大、头皮和额眶部浅静脉扩张、颅缝增宽或分离、前囟饱满隆起，头颅叩诊时呈破罐音。

**【辅助检查】**

（一）影像学检查

1. CT 和 MRI

可见脑沟变浅，脑室、脑池缩小或脑结构变形等，通常能显示病变的位置、大小和形态，对绝大多数病变可做出定位诊断，也有助于定性诊断。CT 快速、精确、无创伤，是诊断颅内病变首选检查，MRI 检查需时较长，对颅骨骨质显像差。

2. 数字减影血管造影（DSA）

用于诊断脑血管性疾病和血运丰富的颅脑肿瘤。

3. X 线检查

慢性颅内压增高病人，可见脑回压迹增多、加深，蛛网膜颗粒压迹增大、加深，蝶鞍扩大，颅骨的局部破坏或增生等；小儿可见颅缝分离。

（二）腰椎穿刺

可直接测量颅内压力，同时取脑脊液检查。但颅内压增高明显时，腰椎穿刺有导致枕骨大孔疝的危险，应避免进行。

（三）颅内压监测

临床需要监测颅内压者，都可以植入颅内压力传感器，进行持续监测，指导药物治疗和手术时机选择。

（四）眼科检查

可通过眼底检查、光学相关断层扫描（optical coherence tomography，OCT）等观察视神经乳头的形状、大小、色泽，边缘是否清晰，视网膜动、静脉直径和比例等。

**【处理原则】**

颅内压增高的处理原则为积极治疗原发病，降低颅内压。

（一）非手术治疗

1．一般处理

（1）限制液体入量；

（2）避免颅内压增高的诱因，如保持大便通畅，防止便秘；

（3）保持呼吸道通畅；预防呼吸道感染；

（4）给予氧气吸入，有助于降低颅内压。

2．脱水治疗

适用于颅内压增高原因不明，或虽已查明原因但仍需非手术治疗者，或作为手术前准备。使用高渗性脱水剂（如20%甘露醇），使脑组织间的水分通过渗透作用进入血液循环再由肾脏排出，达到减轻脑水肿和降低颅内压的目的；若同时使用利尿性脱水剂如呋塞米，降低颅内压效果更好。

3．激素治疗

应用肾上腺皮质激素可稳定血-脑脊液屏障，预防和缓解脑水肿，并能减少脑脊液生成，降低颅内压。

4．亚低温冬眠疗法

降低脑的新陈代谢率，减少脑的氧耗量，防止脑水肿的发生与发展。

5．脑脊液体外引流术

穿刺侧脑室缓慢放出过多的脑脊液，以暂时降低颅内压。

6．巴比妥治疗

大剂量注射可降低脑的代谢，减少氧耗及增加脑对缺氧的耐受力，使颅内压降低。

7．辅助过度换气

目的是使体内 $CO_2$ 排出。当 $PaCO_2$ 每下降 1mmHg 时，可使脑血流量递减2%，从而使颅内压相应下降。

8．对症治疗

头痛者可给予镇痛剂，但忌用吗啡和哌替啶等药物，以防止呼吸中枢抑制。有抽搐发作者，给予抗癫痫药物治疗。烦躁病人在排除内压增高持续发展、气道梗阻、排便困难等前提下，给予镇静剂。

（二）手术治疗

手术去除病因是最根本和最有效的治疗方法。如手术切除颅内肿瘤、清除颅内血肿、处理大片凹陷性骨折等；有脑积水者行脑脊液分流术，将脑室内的液体通过特殊导管引入蛛网膜下腔、腹腔或心房；脑疝形成时采用减压术。

**【护理评估】**

（一）术前评估

1. 健康史

（1）一般情况：包括年龄、性别、职业等。应特别注意病人的年龄，婴幼儿及小儿的颅缝未闭合或融合尚未牢固，老年人脑萎缩，均可使颅腔代偿能力增加，延缓病情进展。了解有无致颅内压急骤升高的相关因素存在，如便秘、剧烈咳嗽、呼吸道梗阻、癫痫发作、高热等。

（2）既往史：了解有无引起颅内压增高的相关病史，如头部外伤、颅内感染、脑肿瘤、高血压及脑动脉硬化等；有无其他全身性严重疾病，如尿毒症、肝昏迷、菌血症、酸碱平衡失调等。

（3）家族史：了解家族中有无颅内肿瘤、高血压等疾病的病人。

2. 身体状况

（1）症状与体征：①头痛的部位、性质、程度、持续时间及变化，有无诱因及加重因素，头痛是否影响病人休息和睡眠；②是否因肢体功能障碍而影响自理能力；③是否因呕吐影响进食，有无水、电解质紊乱及营养不良的表现；④有无视力障碍、偏瘫或意识障碍等。

（2）辅助检查：了解实验室检查是否显示水、电解质紊乱；CT 或 MRI 等检查是否证实脑损伤或占位性病变等。

3. 心理-社会状况

了解病人对疾病的认知程度；了解病人是否因头痛、呕吐等不适导致烦躁不安、焦虑等心理反应。

（二）术后评估

1. 术中情况

了解病人的手术、麻醉方式与效果，血肿清除、肿瘤切除、骨折碎片摘除等情况，术中出血、补液、输血情况和术后诊断。

2. 身体状况

评估生命体征是否平稳，了解意识、瞳孔及神经系统症状和体征，了解颅内压的变化情况；评估伤口是否干燥，有无渗液、渗血；各引流管是否通畅，引流液的颜色、性状与量等。

3. 心理-社会状况

了解病人有无紧张；康复训练和早期活动是否配合；对出院后的继续治疗是否清楚。

【常见护理诊断/问题】

（一）疼痛：头痛

与颅内压增高有关。

（二）有脑组织灌注无效的危险

与颅内压增高、脑疝有关。

（三）有体液不足的危险

与颅内压增高引起剧烈呕吐及应用脱水剂有关。

（四）潜在并发症

脑疝、心搏骤停。

【护理目标】

1. 病人自述头痛减轻，舒适感增强。

2. 病人脑组织灌注正常，未因颅内压增高造成脑组织的进一步损害。

3. 病人体液恢复平衡，生命体征平稳，无脱水症状和体征。

4. 病人未发生并发症，或并发症得到及时发现和处理。

**【护理措施】**

（一）一般护理

1. 休息

保持病室安静、舒适；抬高床头 15°～30°，以利于颅内静脉回流，减轻脑水肿；注意头颈不要过伸或过屈，以免影响颈静脉回流；昏迷病人取侧卧位，便于呼吸道分泌物排出。

2. 给氧

保持呼吸道通畅，持续或间断吸氧，根据情况使用辅助过度通气，降低 $PaCO_2$，使脑血管收缩，减少脑血流量，降低颅内压。过度换气有引起脑缺血的危险，使用期间监测脑血流和血气分析，维持病人 $PaO_2$ 于 90～100mmHg（12～13.33kPa）、$PaCO_2$ 于 25～30mmHg（3.33～4.0kPa）水平为宜。过度换气持续时间不宜超过 24 小时，以免引起脑缺血。

3. 饮食与补液

对于不能经口进食者可鼻饲。成人每日静脉输液量在 1500～2000ml，其中等渗盐水不超过 500ml，保持每日尿量不少于 600mL，应控制输液速度，防止短时间内输入大量液体，加重脑水肿。神志清醒者给予普食，但要限制钠盐摄入量。频繁呕吐者应暂时禁食，以防吸入性肺炎。

4. 避免意外损伤

加强生活护理，适当保护病人，昏迷躁动不安者忌强制约束，以免病人挣扎导致颅内压增高。

5. 维持正常体温和防治感染

高热可使机体代谢率增高，加重脑缺氧，应及时给予有效的降温措施。遵医嘱应用抗生素预防和控制感染。

（二）病情观察

观察病人意识、生命体征、瞳孔和肢体活动变化，警惕颅高压危象的发生，有条件者可监测颅内压。

1. 意识状态

意识反映大脑皮质和脑干的功能状态，评估意识障碍的程度、持续时间和演变过程，是分析病情进展的重要指标。

（1）传统分法：分为清醒、模糊、浅昏迷、昏迷、深昏迷（表2-1）。

表2-1 意识状态的分级

| 意识状态 | 语言刺激反应 | 痛刺激反应 | 生理反应 | 大小便自理 | 配合检查 |
|---|---|---|---|---|---|
| 清醒 | 灵敏 | 灵敏 | 正常 | 能 | 能 |
| 模糊 | 迟钝 | 不灵敏 | 正常 | 有时不能 | 尚能 |
| 浅昏迷 | 无 | 迟钝 | 正常 | 不能 | 不能 |
| 昏迷 | 无 | 无防御 | 减弱 | 不能 | 不能 |
| 深昏迷 | 无 | 无 | 无 | 不能 | 不能 |

（2）格拉斯哥昏迷评分（Glasgow Coma Scale，GCS）：依据病人睁眼、语言及运动反应进行评分，三者得分相加表示意识障碍程度。最高15分，表示意识清醒，8分以下为昏迷，最低3分，分数越低表明意识障碍越严重（表2-2）。

表2-2 格拉斯哥昏迷评分

| 睁眼反应 | 计分 | 语言反应 | 计分 | 运动反应 | 计分 |
|---|---|---|---|---|---|
| 自动睁眼 | 4 | 回答正确 | 5 | 按吩咐动作 | 6 |
| 呼唤睁眼 | 3 | 回答错误 | 4 | *刺痛能定位 | 5 |
| 刺痛睁眼 | 2 | 吐字不清 | 3 | *刺痛时回缩 | 4 |
| 不能睁眼 | 1 | 有音无语 | 2 | *刺痛时屈曲 | 3 |

| 睁眼反应 | 计分 | 语言反应 | 计分 | 运动反应 | 计分 |
|---|---|---|---|---|---|
| | | 不能发音 | 1 | *刺痛时过伸 | 2 |
| | | | | *无动作 | 1 |

注：*指痛刺激时肢体运动反应

### 2. 生命体征

密切观察病人体温、脉搏、呼吸、血压的变化，急性颅内压增高早期病人的生命体征常有"二慢一高"现象，即呼吸、脉搏减慢、血压升高。

### 3. 瞳孔

瞳孔的观察对判断病变部位具有重要的意义，要注意双侧瞳孔的直径是否等大、等圆及对光反射是否正常。颅内压增高病人出现病侧瞳孔先小后大，对光反射迟钝或消失，应警惕小脑幕切迹疝的发生。

### 4. 颅内压监护

将导管或微型压力传感器探头置于颅内，导管或传感器另一端与颅内压监护仪连接，动态监测并记录颅内压变化。监护过程中，病人平卧或头抬高 10°～15°，保持呼吸道通畅；躁动病人适当使用镇静药，避免外来因素干扰监护；防止管道阻塞、扭曲、打折及传感器脱出；严格无菌操作，预防感染，监护时间不宜超过 1 周。

### （三）预防颅内压增高

#### 1. 卧床休息

保持病室安静，清醒病人不要用力坐起或提重物。

#### 2. 稳定情绪

避免病人情绪剧烈波动，以免血压骤升而加重颅内压增高。

#### 3. 保持呼吸道通畅

当呼吸道梗阻时，病人用力呼吸，致胸腔内压力增高，由于颅内静脉无静脉瓣，胸腔内压力能直接逆行传导到颅内静脉，加重颅内压增高。同时，呼吸道梗

阻使 $PaCO_2$ 增高，致脑血管扩张，脑血容量增多，也加重颅内压增高。应预防呕吐物吸入气道，及时清除呼吸道分泌物；有舌后坠影响呼吸者，应及时安置口咽通气管；昏迷或排痰困难者，应配合医师及早行气管切开术。

4. 避免剧烈咳嗽和用力排便

剧烈咳嗽和用力排便可加重颅内压增高。应预防和及时治疗呼吸道感染，避免咳嗽；能进食者鼓励其多吃蔬菜和水果等粗纤维素类食物，预防因限制水分摄入及脱水治疗而出现大便干结、便秘；已发生便秘者嘱其勿用力屏气排便，可用轻泻剂或低压小量灌肠通便，避免高压大量灌肠，必要时用手指掏出粪块。

5. 处理躁动和控制癫痫发作

躁动可使病人颅内压进一步增高，应及时妥善处理。了解引起躁动的原因并予以解除，适当使用镇静剂，避免强制约束导致病人剧烈挣扎而加重病情。做好安全护理，防止坠床等。癫痫发作可加重脑缺氧和脑水肿，应遵医嘱按时给予抗癫痫药物，并要注意观察有无癫痫发作。

（四）用药护理

1. 脱水剂

最常用高渗性脱水剂，如20%甘露醇250ml，在30分钟内快速静脉滴注完，每日2~4次。用药后10~20分钟颅内压开始下降，约维持4~6小时。若同时使用利尿药，降低颅内压效果更好，如呋塞米20~40mg，静脉注射每日1~2次。脱水治疗期间，应准确记录出入水量，并注意纠正利尿药引起的电解质紊乱。使用高渗性液体后，血容量突然增加，可加重循环系统负担，有导致心力衰竭或肺水肿的危险，尤其是儿童、老人及心功能不全者，应注意观察和及时处理。停止使用脱水剂时，应逐渐减量或延长给药间隔时间，以防止颅内压反跳现象。

2. 糖皮质激素

常用地塞米松5~10mg静脉注射，每日1~2次。在治疗中应注意防止并发高血糖、感染和应激性溃疡。

3. 巴比妥类

常用苯巴比妥，但此类药物应用剂量过大时可引起严重的呼吸抑制和呼吸道引流不畅，使用中应严密监测病人的意识、脑电图、血药浓度及呼吸情况。

（五）亚低温冬眠疗法的护理

亚低温冬眠疗法是应用药物和物理方法降低体温，使病人处于亚低温状态。目的是降低脑耗氧量和脑代谢率，增加脑对缺血缺氧的耐受力，减少脑血流量，减轻脑水肿。适用于各种原因引起的严重脑水肿、中枢性高热病人，但儿童和老年人应慎用，休克、全身衰竭或房室传导阻滞者应禁用。

1. 环境和物品准备

将病人安置于单人病房，室内光线宜暗，室温 18～20℃。室内备冰袋或冰毯、冬眠药物、水温计、吸氧装置、吸痰装置、急救药物及器械和护理记录单等。

2. 实施降温

先进行药物降温。按医嘱静脉滴注冬眠药物（如冬眠Ⅰ号合剂：氯丙嗪、异丙嗪、哌替啶；或冬Ⅱ号合剂：哌替啶、异丙嗪、双氯麦角碱），待自主神经被充分阻滞，病人御寒反应消失，进入昏睡状态后，方可加用物理降温措施。若未进入冬眠状态即开始降温，病人会出现寒战，使机体代谢率增高、耗氧量增加，反而增高颅内压。物理降温可使用冰帽或在体表大动脉处（如颈动脉、股动脉、腋动脉等）放置冰袋。

降温速度以每小时下降 1℃ 为宜，体温降至肛温 32～34℃，腋温 31～33℃ 较为理想，体温过低易诱发心律不齐。降温过程中应使病人体温稳定在治疗要求的范围内，避免大起大落。亚低温冬眠疗法时间一般为 2～3 日，停止治疗时，先停物理降温，再逐渐停用冬眠药物，同时为病人加盖被毯，任其自然复温。

3. 病情观察

实施亚低温冬眠疗法前，应观察并记录病人生命体征、意识及瞳孔，以作为治疗后观察对比的基础。在冬眠降温期间要预防肺炎、冻伤及压疮等并发症，并严密观察生命体征变化，若脉搏超过 100 次/分，收缩压低于 100mmHg，呼吸慢而不规则时，应及时通知医师停药。

4. 饮食护理

冬眠期间机体代谢率降低，对能量及水分的需求减少，胃肠蠕动减弱，因此每日液体入量不宜超过 1500ml；鼻饲液或肠内营养液温度应与当时体温相同；观察胃排空情况，防止反流和误吸。

5. 并发症的护理

因冬眠药物作用，病人肌肉松弛，吞咽、咳嗽反射减弱，护理中应注意加强呼吸道管理，以防发生肺部并发症；物理降温时，加强局部皮肤的观察与护理，防止压疮和冻伤发生。

（六）脑室引流的护理

1. 引流管安置

无菌操作下接引流袋，妥善固定，使引流管开口高于侧脑室平面 10～15cm，以维持正常颅内压。搬动病人时，应夹闭引流管，防止脑脊液反流引起颅内感染。

2. 控制引流速度和量

术后早期应抬高引流袋，缓慢引流，每日引流量以不超过 500ml 为宜，使颅内压平稳降低，避免放液过快导致脑室内出血、硬膜外血肿或硬膜下血肿，诱发小脑幕上疝等。但在抢救脑疝等危急情况下，可先快速引流脑脊液，再接引流袋缓慢引流。颅内感染病人脑脊液分泌增多，引流量可适当增加，但同时应注意补液，以免水电解质紊乱。

3. 观察记录引流液情况

正常脑脊液无色透明、无沉淀。术后 1～2 日为血性后逐渐转清。若脑脊液中有大量血液或颜色逐渐加深，提示脑室持续出血，应及时报告医师进行处理；若脑脊液混浊，呈毛玻璃状或有絮状物，提示有颅内感染，应及时引流脑脊液并送检。

4. 严格无菌，防止感染

保持穿刺部位敷料干燥，穿刺点敷料和引流袋每日更换，如有污染则随时更换；更换引流袋时夹闭引流管，防止逆行感染。

5. 保持引流通畅

防止引流管受压、扭曲、折叠或阻塞，尤其在搬运病人或翻身时，防止引流管牵拉、滑脱。若引流管内不断有脑脊液流出、管内的液面随病人呼吸、脉搏等上下波动表明引流管通畅；若引流管无脑脊液流出，可能的原因有：①颅内压低于 $120\sim150mmH_2O$（$1.18\sim1.47kPa$），可降低引流袋高度，观察是否有脑脊液流出；②引流管在脑室内盘曲成角，可请医师对照 X 线片，将过长的引流管缓慢向外抽出至有脑脊液流出，再重新固定；③管口吸附于脑室壁，可将引流管轻轻旋转，使管口离开脑室壁；④引流管被小凝血块或破碎的脑组织阻塞，可在严格消毒管口后，用无菌注射器轻轻向外抽吸，切不可注入生理盐水冲洗，以免将管内阻塞物冲至脑室系统，引起脑脊液循环受阻。经上述处理后若仍无脑脊液流出，按需更换引流管。

### 6. 及时拔管

持续引流时间通常不超过 1 周，时间过长易发生颅内感染。拔管前行头颅 CT 检查，并先试行夹闭引流管 24 小时，观察病人有无头痛、呕吐等颅内压升高的症状。如出现上述症状，立即开放引流；如未出现上述症状，病人脑脊液循环通畅，即可拔管。拔管时先夹闭引流管，防止逆流感染。拔管后加压包扎，嘱病人卧床休息和减少头部活动，观察穿刺点有无渗血、渗液，严密观察病人意识、瞳孔、肢体活动变化，发现异常及时通知医师给予处理。

### （七）心理护理

鼓励病人和家属说出其心理感受，帮助接受疾病带来的改变。介绍疾病有关的知识和治疗方法，消除疑虑和误解，指导学习康复知识和技能。

### （八）健康教育

#### 1. 生活指导

指导颅内压增高的病人要避免剧烈咳嗽、用力排便、提重物等，防止颅内压骤然升高而诱发脑疝。

#### 2. 康复训练

对有神经系统后遗症者，要调动他们心理和躯体的潜在代偿能力，鼓励其积极参与各项治疗和功能训练，如肌力训练、步态平衡训练、膀胱功能训练等，恢复其生活自理能力。

#### 3. 复诊指导

头痛进行性加重，经一般治疗无效，并伴呕吐，应及时到医院做检查以明确诊断。

**【护理评价】**

经过治疗和护理，评估病人是否：①头痛减轻，舒适感增强。②颅内压增高症状得到缓解，意识状态改善。③体液平衡，生命体征平稳。④脑疝得以预防，或得到及时发现和处理。

# 第二节　脑　疝

当颅内压增高到一定程度时，尤其是局部占位性病变使颅内各分腔之间的压力不平衡，脑组织从高压力区向低压力区移位，导致脑组织、血管及脑神经等重要结构受压和移位，被挤入小脑幕裂孔、枕骨大孔、大脑镰下间隙等生理性或病理性间隙或孔道中，从而出现一系列严重的临床症状，称为脑疝。脑疝是颅内压增高的严重后果，移位的脑组织压迫脑的重要结构或生命中枢，如不及时救治常危及病人生命。

**【病因】**

颅内任何部位占位性病变发展到严重程度均可引起脑疝。常见病因有：①外伤所致各种颅内血肿；②各类型脑出血、大面积脑梗死；③颅内肿瘤；④颅内脓肿、颅内寄生虫病及各种肉芽肿性病变；⑤医源性因素，对已有颅内压增高者，处理措施不当如行腰椎穿刺或放出脑脊液过多过快，使各分腔间的压力差增大，亦可促使脑疝形成。

**【分类】**

根据移位的脑组织及其通过的硬脑膜间隙和孔道，可将脑疝分为以下常见的3类：①颞叶钩回疝或小脑幕切迹疝，为颞叶海马回、钩回通过小脑幕切迹被推移至幕下；②枕骨大孔疝或小脑扁桃体疝，为小脑扁桃体及延髓经枕骨大孔推挤向椎管内；③大脑镰下疝或扣带回疝，一侧半球的扣带回经镰下孔被挤入对侧（图2-3）。

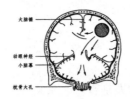

图2-3　大脑镰下疝（上）、小脑幕切迹疝（中）和枕骨大孔疝（下）的示意图

## 【临床表现】

不同类型的脑疝临床表现各有不同，临床以小脑幕切迹疝和枕骨大孔疝最多见。

（一）小脑幕切迹疝

常由一侧颞叶或大脑外侧的占位性病变引起（如硬脑膜外血肿），因疝入的脑组织压迫中脑的大脑脚，引起锥体束征和瞳孔变化。

1. 颅内压增高症状

剧烈头痛，进行性加重，伴烦躁不安、频繁的喷射性呕吐。

2. 瞳孔改变

早期由于患侧动眼神经受刺激导致患侧瞳孔变小，对光反射迟钝，随病情进展患侧动眼神经麻痹，患侧瞳孔逐渐散大，直接和间接对光反射均消失，并有患侧上睑下垂、眼球外斜。如果脑疝进行性恶化，影响脑干血供时，脑干内动眼神经核功能丧失可致双侧瞳孔散大，对光反射消失（图2-4）。

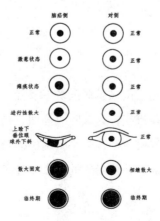

图2-4　一侧小脑幕切迹疝引起的典型瞳孔变化

3. 运动障碍

表现为病变对侧肢体的肌力减弱或麻痹，病理征阳性。脑疝进展时可致双侧肢体自主活动消失，严重时可出现去大脑强直发作，这是脑干严重受损的信号。

4. 意识改变

由于脑干内网状上行激动系统受累，病人随脑疝进展可出现嗜睡、浅昏迷至深昏迷。

5. 生命体征紊乱

由于脑干受压，生命中枢功能紊乱或衰竭，可出现生命体征异常。表现为心率减慢或不规则，血压忽高忽低，呼吸不规则、大汗淋漓或汗闭，面色潮红或苍白。体温可高达41℃以上或体温不升。最终因呼吸循环衰竭而致呼吸停止、血压下降、心搏骤停。

（二）枕骨大孔疝

又称小脑扁桃体疝，常因幕下占位性病变，或行腰椎穿刺放出脑脊液过快过多引起。临床上缺乏特异性表现，容易被误诊，病人常剧烈头痛，以枕后部疼痛为甚，反复呕吐，颈项强直，生命体征改变出现较早，常迅速发生呼吸和循环障碍，瞳孔改变和意识障碍出现较晚。当延髓呼吸中枢受压时，病人可突然呼吸停止而死亡。

【处理原则】

脑疝是由于颅内压急剧增高造成的，一旦出现典型症状，应按颅内压增高处理原则，快速静脉输注高渗性降颅内压药物，以缓解病情，争取时间。当确诊后，根据病情迅速完成开颅术前准备，尽快手术去除病因，如清除颅内血肿或切除脑肿瘤等。如难以确诊或虽确诊而病因无法去除时，可行姑息性手术，以降低颅内压和抢救脑疝。

【护理措施】

一旦确诊，立即紧急降低颅内压。遵医嘱立即使用20%甘露醇200～500ml，并快速静脉滴注地塞米松10mg，静脉推注呋塞米40mg，以暂时降低颅内压，同时做好手术前准备。保持呼吸道通畅，给予氧气吸入，枕骨大孔疝发生呼吸骤停者，立即进行气管插管和辅助呼吸。密切观察意识、生命体征、瞳孔变化和肢体活动。

# 第三章　颅脑损伤病人的护理

## 第一节　头皮损伤

头皮损伤均由直接外力造成，包括头皮血肿、头皮裂伤和头皮撕脱伤。损伤类型与致伤物种类密切相关。钝器常造成头皮挫伤、不规则裂伤或血肿；锐器大多造成整齐的裂伤；发辫卷入机器则可引起撕脱伤。单纯头皮损伤一般不会引起严重后果，但头皮血供丰富，伤后极易失血，部分伤员尤其是小儿可因此导致休克；此外，虽然头皮抗感染和愈合能力较强，但如果处理不当引起感染，则有向深部蔓延引起颅骨骨髓炎和颅内感染的可能。

### 一、头皮血肿

头皮血肿多由钝器伤所致，按血肿出现于头皮的不同层次分为皮下血肿、帽状腱膜下血肿和骨膜下血肿。

【临床表现】

（一）皮下血肿

常见于产伤或撞击伤；血肿比较局限，无波动，有时因周围组织肿胀较中心硬，易误诊为凹陷性骨折。

（二）帽状腱膜下血肿

位于帽状腱膜与骨膜之间，是由于头部受到斜向暴力，头皮发生剧烈滑动，撕裂该层间的血管所致；出血弥散在帽状腱膜下疏松组织层内，血肿易扩展，甚至可充满整个帽状腱膜下层，触诊有波动感。

（三）骨膜下血肿

常由于颅骨骨折或产伤所致。范围局限于某一颅骨，以骨缝为界，血肿张力较高，可有波动感。

**【辅助检查】**

头颅 X 线可判断有无颅骨骨折。

**【处理原则】**

（一）皮下血肿

一般不需要处理，数日后可自行吸收。

（二）帽状腱膜下血肿血肿

较小者可加压包扎，待其自行吸收；若血肿较大，则应在严格皮肤准备和消毒下穿刺抽吸，然后再加压包扎。经反复穿刺加压包扎血肿仍不能缩小者，需注意是否有凝血功能障碍或其他原因。对已有感染的血肿，需切开引流。

（三）骨膜下血肿

处理原则与帽状腱膜下血肿相仿，但对伴有颅骨骨折者不宜强力加压包扎，以防血液经骨折缝流入颅内，引起硬脑膜外血肿。

**【护理措施】**

（一）减轻疼痛

早期冷敷以减少出血和疼痛，24~48 小时后改用热敷，以促进血肿吸收。

（二）并发症的护理

血肿加压包扎，嘱病人勿揉搓，以免增加出血。注意观察病人意识状态、生命体征、瞳孔以及有无颅内压增高等表现，警惕是否合并颅骨骨折及脑损伤。

（三）健康教育

对于损伤较轻者，勿剧烈活动。血肿较大或存在联合伤、病情较重者，应卧床休息。遵医嘱继续服用抗生素、止血药、镇痛药物。如原有症状加重、头痛剧烈、频繁呕吐，及时就诊。

## 二、头皮裂伤

头皮裂伤是常见的开放性损伤，多为锐器或钝器打击所致。

**【临床表现】**

头皮裂伤出血较多，不易自行停止，严重时发生失血性休克。因锐器所致的头皮裂伤较平直，创缘整齐，除少数锐器可进入颅内造成开放性脑损伤外，大多数裂伤仅限于头皮，虽可深达骨膜，但颅骨常完整。因钝器或头部碰撞造成的头皮裂伤多不规则，创缘有挫伤痕迹，常伴颅骨骨折或脑损伤。若帽状腱膜未破，伤口呈线状；若帽状腱膜已破，头皮伤口可全部裂开。

**【辅助检查】**

头颅 X 线可判断有无颅骨骨折。

**【处理原则】**

局部压迫止血，争取 24 小时内清创缝合。即使受伤已超过 24 小时，只要无明显感染征象，仍可彻底清创一期缝合。常规应用抗生素和破伤风抗毒素（TAT）。

**【护理措施】**

（一）伤口护理

注意创面有无渗血和感染，保持敷料清洁干燥。

（二）病情观察

注意观察有无合并颅骨和脑损伤。

## （三）预防感染

严格无菌操作，观察有无全身和局部感染的表现，遵医嘱应用抗生素。

## （四）其他护理措施

参见第九章损伤病人的护理。

### 三、头皮撕脱伤

头皮撕脱伤（scalp avulsion）是最严重的头皮损伤，多见于长发被卷入转动的机器所致。由于皮肤、皮下组织和帽状腱膜三层紧密相连，在强烈的牵扯下，使头皮自帽状腱膜下被撕脱，有时还连同部分骨膜，甚至合并颈椎损伤。可分为不完全撕脱和完全撕脱 2 种。

### 【临床表现】

常因剧烈疼痛和大量出血而发生休克，较少合并颅骨骨折和脑损伤。

### 【辅助检查】

头颅 X 线可判断有无颅骨骨折。

### 【处理原则】

头皮不完全撕脱者争取在伤后 6~8 小时内清创后缝回原处；如头皮已完全撕脱，清创后行头皮血管吻合或将撕脱的头皮切成皮片植回；如撕脱的皮瓣已不能利用，需在裸露颅骨做多处钻孔至板障层，待钻孔处长出肉芽后植皮。急救过程中，用无菌敷料或干净布包裹撕脱头皮，避免污染，隔水放置于有冰块的容器内，随病人一起送至医院，争取清创后再植。

### 【护理措施】

### （一）伤口和皮瓣护理

注意创面有无渗血，皮瓣有无坏死和感染。为保证植皮存活，植皮区避免受压。

### （二）抗休克护理

密切监测生命体征，及早发现休克征象。如发生休克，遵医嘱做好开放静脉通路、补液等抗休克治疗。治疗期间，监测出入水量、尿量、脉搏、呼吸、血压、CVP变化等。

### （三）其他护理措施

参见本节头皮裂伤的护理。

# 第二节　颅骨损伤

颅骨骨折指颅骨受暴力作用致颅骨结构的改变。其严重性并不在于骨折本身，而在于可能同时存在颅内血肿和脑、神经、血管损伤而危及生命。

## 【分类】

颅骨骨折按其部位分为颅盖骨折与颅底骨折；按骨折形态分为线形骨折、凹陷骨折，粉碎骨折多呈凹陷性，一般列入凹陷骨折；依骨折部位是否与外界相通分为闭合性骨和开放性骨折。

## 【发病机制】

颅骨骨折的发生是暴力作用于头部产生反作用力的结果。颅骨遭受外力时是否造成骨折，主要取决于外力大小、作用方向和致伤物与颅骨接触的面积以及颅骨的解剖结构特点。外力作用于头部瞬间，颅骨产生弯曲变形；外力作用消失后，颅骨又立即弹回。如外力较大，使颅骨的变形超过其弹性限度，即发生骨折。

颅骨骨折的性质和范围主要取决于致伤物的大小和速度：致伤物体积大、速度慢，引起颅骨整体变形较严重，多在较为薄弱的颞骨鳞部或颅底引发线形骨折，局部骨折线往往沿外力作用的方向和颅骨脆弱部分延伸；致伤物体积大、速度快，易造成凹陷骨折；致伤物体积小、速度快，则可导致圆锥样凹陷骨折或穿入性骨折。外力作用于头部的方向与骨折的性质和部位也有很大关系：垂直打击于颅盖部的外力常引起着力点处的凹陷或粉碎骨折；斜向外力打击于颅盖部，常引起线形骨折（图3-1）。

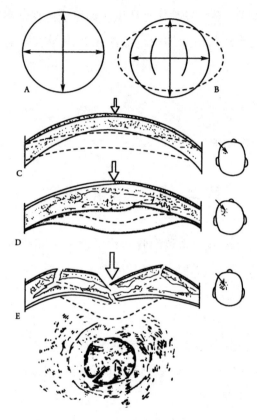

**图3-1　颅骨局部变形**

A. 颅腔近似球体，骨质有一定弹性；B. 球体受压时，其直径发生变化，如垂直径变短，而横径加大；C. 颅骨穹隆局部受暴力打击，如暴力较小，或未持续作用，则局部颅骨变形可自动恢复；D. 颅骨的抗牵张强度小于抗压缩强度时，颅骨发生折裂，常从内板开始，而外板仍可保持完整；E. 暴力强大并持续作用于颅骨时，即形成内外板同时折裂，而呈圆锥形内陷

## 一、颅盖骨折

颅盖骨折分为线形骨折和凹陷骨折两种。

### 【临床表现】

线形骨折局部压痛、肿胀，病人可能伴有局部骨膜下血肿；凹陷骨折好发于

额、顶部，多为全层凹陷，范围较大者，多可触及下陷区。若骨折片陷入颅内，使局部脑组织受压或产生挫裂伤，临床上可出现相应的病灶症状和局限性癫痫。如并发颅内血肿，可产生颅内压增高症状。凹陷骨折刺破静脉窦可引起致命的大出血。

【辅助检查】

颅盖骨折依靠头颅正侧位 X 线检查确诊。

【处理原则】

颅盖线形骨折本身不需要处理。但如骨折线通过脑膜血管沟或静脉窦时，应警惕发生硬脑膜外血肿的可能。对凹陷骨折是否需要手术，目前一般认为：①凹陷深度>1cm；②位于重要功能区；③骨折片刺入脑内；④骨折引起瘫痪、失语等功能障碍或局限性癫痫者，应手术治疗，将陷入的骨折片撬起复位，或摘除碎骨片后做颅骨成形。非功能区的轻度凹陷，或无脑受压症状的静脉窦处凹陷骨折，不应手术。

【护理措施】

（一）病情观察

出现头痛、呕吐、生命体征异常、意识障碍等颅内压增高症状常提示骨折线越过脑膜中动脉沟或静脉窦，引起硬脑膜外血肿。偏瘫、失语、视野缺损等局灶症状和体征，常提示凹陷性骨折压迫脑组织。

（二）并发症的护理

（1）骨膜下血肿：线形骨折常伴有骨膜下血肿，注意观察出血量和血肿范围，遵医嘱给予止血、镇痛药。

（2）癫痫：凹陷骨折病人可因脑组织受损而出现癫痫。为避免癫痫进一步加重颅脑损伤，应及时遵医嘱使用抗癫痫药物，注意观察病情和药物作用。

（3）颅内压增高和脑颅盖骨折病人可合并脑挫伤、颅内出血，继发脑水肿导致颅内压增高。因此，应严密观察病人病情，及时发现颅内压增高及脑疝的早期迹象。一旦出现相应表现，立即给予脱水、降颅内压等治疗，预防脑疝发生。

（三）健康教育

颅骨缺损者应避免局部碰撞，以免损伤脑组织，嘱咐病人在伤后半年左右做颅骨成形术。

## 二、颅底骨折

颅底骨折大多由颅盖骨折延伸而来，少数可因头部挤压伤或着力部位于颅底水平的外伤所造成。颅底骨折绝大多数为线形骨折。颅底部的硬脑膜与颅骨贴附紧密，故颅底骨折时易撕裂硬脑膜，产生脑脊液外漏而成为开放性骨折。

【临床表现】

依骨折的部位可分为颅前窝、颅中窝和颅后窝骨折，主要临床表现为皮下或黏膜下瘀斑、脑脊液外漏和脑神经损伤3个方面（表3-1）。

表3-1　颅底骨折的临床表现

| 骨折部位 | 瘀斑部位 | 脑脊液漏 | 可能累及的脑神经 |
| --- | --- | --- | --- |
| 颅前窝 | 眶周、球结膜下（熊猫眼征） | 鼻漏 | 嗅神经、视神经 |
| 颅中窝 | 乳突区（Battle 征） | 鼻漏和耳漏 | 面神经、听神经 |
| 颅后窝 | 乳突部、咽后壁 | 无 | 第Ⅸ～Ⅻ对脑神经 |

【辅助检查】

颅底骨折做 X 线检查的价值不大。CT 检查有助于了解有无合并脑损伤。

【处理原则】

颅底骨折本身无须特殊处理，重点是预防颅内感染，脑脊液漏一般在2周内愈合。脑脊液漏4周末自行愈合者，需做硬脑膜修补术。出现脑脊液漏时即属开放性损伤，应使用 TAT 及抗生素预防感染。

## 【护理措施】

（一）病情观察

存在脑脊液漏者，应注意有无颅内感染迹象。

（二）脑脊液漏的护理

重点是预防逆行性颅内感染。

1. 鉴别脑脊液

病人鼻腔、耳道流出淡红色液体，可怀疑为脑脊液漏。但需要鉴别血性脑脊液与血性渗液。可将红色液体滴在白色滤纸上，在血迹外有较宽的月晕样淡红色浸渍圈，则为脑脊液；可根据脑脊液中含糖而鼻腔分泌物中不含糖的原理，用尿糖试纸或葡萄糖定量检测以鉴别血性脑脊液与鼻腔分泌物。有时颅底骨折伤及颞骨岩部，且骨膜及脑膜均已破裂但鼓膜尚完整时，脑脊液可经耳咽管流至咽部进而被病人咽下，故应观察并询问病人是否经常有腥味液体流至咽部，以便发现脑脊液漏。

2. 体位

取半坐卧位，头偏向患侧，目的是借助重力作用使脑组织移向颅底，使脑膜逐渐形成粘连而封闭脑膜破口，待脑脊液漏停止 3~5 日后可改平卧位。如果脑脊液外漏多，取平卧位，头稍抬高，以防颅内压过低。

3. 局部清洁消毒

清洁、消毒鼻前庭或外耳道，每日 2 次，避免棉球过湿导致液体逆流至颅内；在外耳道口或鼻前庭疏松放置干棉球，棉球渗湿及时更换，并记录 24 小时浸湿的棉球数，以此估计漏出液量。

4. 预防脑脊液逆流

禁忌堵塞、冲洗、滴药入鼻腔和耳道，脑脊液鼻漏者，严禁经鼻腔置管（胃管、吸痰管、鼻导管），禁忌行腰椎穿刺。避免用力咳嗽、打喷嚏和擤鼻涕；避免挖耳、抠鼻；避免屏气排便，以免鼻窦或乳突气房内的空气被压入颅内，引起气颅或颅内感染。

5. 用药护理

遵医嘱应用抗生素及 TAT 或破伤风类毒素。

### (三) 颅内低压综合征的护理

1. 原因

颅内低压综合征为脑脊液外漏过多导致。

2. 表现

病人出现直立性头痛，多位于额、枕部。头痛与体位有明显关系，坐起或站立时，头痛剧烈，平卧位则很快消失或减轻。常合并恶心、呕吐、头昏或眩晕、厌食、短暂的晕厥等。

3. 护理

一旦发生，应嘱其卧床休息，头低足高位，遵医嘱多饮水或静脉滴注生理盐水以大量补充水分。

### (四) 心理护理

向病人介绍病情、治疗方法及注意事项，取得配合，满足其心理、身体上的安全需要，消除紧张情绪。

### (五) 健康教育

指导门诊病人和家属若出现剧烈头痛、频繁呕吐、发热、意识模糊等，应及时就诊。对于脑脊液漏者，应向其讲解预防脑脊液逆流颅内的注意事项。

# 第三节　脑损伤

脑损伤是颅脑损伤中最为重要、最易导致病人出现神经功能障碍的损伤。

## 【分类】

### (一) 根据脑损伤发生的时间和机制分类

分为原发性脑损伤和继发性脑损伤。前者指暴力作用于头部时立即发生的脑损伤，如脑震荡、脑挫裂伤；后者指头部受伤一段时间后出现的脑受损病变，主要有脑水肿和颅内血肿。

（二）按伤后脑组织与外界是否相通分类

分为闭合性脑损伤和开放性脑损伤。凡硬脑膜完整的脑损伤均属闭合性脑损伤，多为头部接触钝性物体或间接暴力所致；有硬脑膜破裂、脑组织与外界相通者为开放性脑损伤，多由锐器或火器直接造成，常伴有头皮裂伤和颅骨折。

【发病机制】

脑损伤的发生机制比较复杂，了解颅脑损伤的方式和发生机制，结合外力作用的部位和方向，常能推测脑损伤的部位和性质，对临床护理工作有一定的指导意义。一般认为，造成脑损伤的基本因素有2种：①外力作用于头部，由于颅骨内陷和迅速回弹或骨折引起脑损伤，常发生在着力部位；②头部遭受外力后的瞬间，脑与颅骨之间相对运动造成脑损伤，既可发生在着力部位，称为冲击伤；也可发生在着力部位的对侧，即对冲伤。这两种因素在加速性损伤和减速性损伤中所起的作用不尽相同。在加速性损伤中，主要是第一种因素起作用，在减速性损伤中，上述2种因素则均起作用，脑组织常因受压、牵张、滑动或负压吸附而损伤（图3-2）。因脑与颅骨之间的相对运动所造成的脑损伤可能更多见、更严重。如人体坠落时，运动着的头颅撞击于地面，受伤瞬间头部产生减速运动，脑组织撞击在受力侧的颅腔内壁上造成冲击伤，并且在受力对侧造成对冲伤。由于枕骨内面和小脑幕表面比较平滑，而颅前窝和颅中窝底凹凸不平，因此，在减速伤中，无论着力部位在枕部或额部，脑损伤均多见于额、颞叶前部和底面（图3-3）。此外，由于脑组织在颅腔内急速移动，与颅底摩擦以及受大脑镰、小脑幕牵拉，易导致多处或弥漫性损伤。

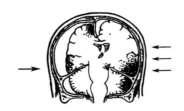

**图3-2 头部做减速运动时的脑损伤机制**

粗箭头表示头部运动方向，细箭头表示头部受到外界物体的阻止

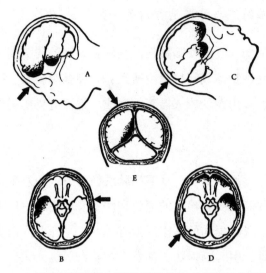

**图 3-3　闭合性脑损伤时脑挫裂伤的形成机制与好发部位**

A. 前额受力所致的额颞叶伤灶；B. 受力所致的对侧颞叶伤灶；C. 枕部受力所致的额颞叶伤　　灶；D. 颞枕部受力所致的额颞叶伤灶；E 顶盖部受力所致的颞枕叶内侧伤灶

## 一、脑震荡

脑震荡是最轻的脑损伤，其特点为伤后即刻发生短暂的意识障碍和近事遗忘。

### 【临床表现】

伤后立即出现短暂的意识丧失，持续数分钟至十余分钟，一般不超过半小时。有的仅表现为瞬间意识混乱或恍惚，并无昏迷。同时伴有面色苍白、瞳孔改变、出冷汗、血压下降、脉弱、呼吸浅慢等自主神经和脑干功能紊乱的表现。意识恢复后，对受伤当时和伤前近期的情况不能回忆，而对往事记忆清楚，称为逆行性遗忘。病人多有头痛、头晕、疲乏无力、失眠、耳鸣、心悸、畏光、情绪不稳、记忆力减退等症状，一般持续数日、数周，少数持续时间较长。

**【辅助检查】**

神经系统检查多无阳性体征；脑脊液检查示颅内压和脑脊液均在正常范围；CT 检查颅内亦无异常发现。

**【处理原则】**

脑震荡一般无须特殊治疗。卧床休息 5～7 日，适当使用镇静、镇痛药物，多数病人在 2 周内恢复正常，预后良好。

**【护理措施】**

（一）镇静镇痛

遵医嘱对疼痛明显者给予镇静、镇痛药物。

（二）心理护理

病人因缺乏疾病知识特别是对预后情况未知，常伴有焦虑情绪。护士及时解答病人疑问，介绍相关知识，加强心理疏导，帮助其正确认识疾病，树立信心。

（三）病情观察

少数病人可合并严重颅脑损伤（如颅内血肿），故应密切观察其意识状态、生命体征和神经系统体征。

（四）健康教育

嘱病人保证充足的睡眠，避免过度用脑；适当增加体育锻炼，以舒缓运动为主，避免劳累；增加营养，补充健脑食品；结合病因，加强安全教育和指导。

**二、脑挫裂伤**

脑挫裂伤是常见的原发性脑损伤，既可发生于着力部位，也可在对冲部位。脑挫裂伤包括脑挫伤及脑裂伤，前者指脑组织遭受破坏较轻，软脑膜完整；后者指软脑膜、血管和脑组织同时有破裂，伴有外伤性蛛网膜下隙出血。两者常同时存在，合称为脑挫裂伤。

## 【病理生理】

脑挫裂伤轻者仅见局部软脑膜下皮质散在点片状出血。较重者损伤范围较广泛，常有软脑膜撕裂，深部白质亦受累。严重者脑皮质及其深部的白质广泛挫碎、破裂、坏死，局部出血、水肿，甚至形成血肿。脑挫裂伤的继发性改变脑水肿和血肿形成具有更为重要的临床意义。早期的脑水肿多属血管源性，一般伤后3~7日内发展到高峰，期间易发生颅内压增高甚至脑疝。伤情较轻者，脑水肿可逐渐消退，病灶区日后可形成瘢痕、囊肿或与硬脑膜粘连，成为外伤性癫痫的原因之一；若蛛网膜与软脑膜粘连影响脑脊液循环，可形成外伤性脑积水；广泛的脑挫裂伤在数周后可形成外伤性脑萎缩。

## 【临床表现】

脑挫裂伤病人的临床表现可因损伤部位、范围、程度不同而相差悬殊。轻者仅有轻微症状，重者深昏迷，甚至迅速死亡。

### （一）意识障碍

是脑挫裂伤最突出的症状之一。伤后立即发生，持续时间长短不一，绝大多数超过半小时，常持续数小时、数日不等，甚至发生迁延性昏迷，与脑损伤程度轻重相关。

### （二）头痛、恶心、呕吐

是脑挫裂伤最常见的症状。疼痛可局限于某一部位（多为着力部位），亦可为全头性疼痛，间歇或持续性，在伤后1~2周内最明显，以后逐渐减轻，可能与蛛网膜下隙出血、颅内压增高或脑血管运动功能障碍有关。伤后早期的恶心、呕吐可由受伤时第四脑室底的呕吐中枢受到脑脊液冲击、蛛网膜下隙出血对脑膜的刺激或前庭系统受刺激引起，较晚发生的呕吐大多由于颅内压变化而造成。

### （三）生命体征变化

轻度和中度脑挫裂伤病人的血压、脉搏、呼吸多无明显改变。严重脑挫裂伤，由于脑水肿和颅内出血引起颅内压增高，出现血压升高、脉搏缓慢、呼吸深而慢，严重者呼吸、循环功能衰竭。伴有下丘脑损伤者，可出现持续高热。

（四）局灶症状与体征

脑皮质功能区受损时，伤后立即出现与脑挫裂伤部位相应的神经功能障碍症状或体征，如语言中枢损伤出现失语，运动区受损伤出现对侧瘫痪等。但额叶和颞叶前端等"哑区"损伤后，可无明显局灶症状或体征。

【辅助检查】

（一）影像学检查

CT 能清楚地显示脑挫裂伤的部位、范围和程度，是目前最常应用最有价值的检查手段。此外，根据 CT 检查，还可了解脑室受压、中线结构移位等情况。MRI 检查一般很少用于急性颅脑损伤的诊断。但对较轻的脑挫伤灶的显示，MRI 优于 CT。X 线检查虽然不能显示脑挫裂伤，但可了解有无骨折，对着力部位、致伤机制、伤情判断有一定意义。

（二）腰椎穿刺

腰椎穿刺检查脑脊液是否含血，可与脑震荡鉴别。同时可测定颅内压或引流血性脑脊液以减轻症状。但对颅内压明显增高者，禁用腰椎穿刺。

【处理原则】

（一）非手术治疗

包括防治脑水肿，保持呼吸道通畅，加强营养支持，处理高热、躁动和癫痫，做好脑保护、促苏醒和功能恢复治疗。

（二）手术治疗

若经非手术治疗无效或病情恶化出现脑疝征象时，及时手术去除颅内压增高的原因，解除脑受压。常用手术方法包括脑挫裂伤灶清除、额极或颞极切除、去骨瓣减压术或颞肌下减压术。

## 【护理评估】

### （一）健康史

1. 一般情况

了解病人年龄、性别等。

2. 外伤史

详细了解受伤时间、致伤原因、受伤时情况；病人伤后有无昏迷和近事遗忘、昏迷时间长短，有无中间好转或清醒期；受伤当时有无口、鼻、外耳道出血或脑脊液漏；有无呕吐及其次数，有无大小便失禁、肢体瘫痪等情况；了解受伤后病人接受过何种处理。

3. 既往史

了解病人既往健康状况。

### （二）身体状况

1. 症状与体征

评估病人头部外伤情况，呼吸道是否通畅。评估病人生命体征、意识状态、瞳孔及神经系统体征的变化，了解病人是否出现颅内压增高和脑疝症状。评估病人营养状态。

2. 辅助检查

了解影像学检查结果，判断脑损伤类型和严重程度。

### （三）心理-社会状况

了解病人及家属的心理反应，神志清醒者伤后有无"情绪休克"，即对周围事物反应平淡，对周围环境不能清晰感知；"情绪休克"期过后，病人有无烦躁、焦虑；恢复期病人有无悲观、自卑心理，能否顺利回归社会。评估家属对病人的支持能力，有无情绪紧张，是否为预后和经济负担而担忧。

**【常见护理诊断/问题】**

（一）清理呼吸道无效

与脑损伤后意识障碍有关。

（二）意识障碍

与脑损伤、颅内压增高有关。

（三）营养失调：低于机体需要量

与脑损伤后高代谢、呕吐、高热等有关。

（四）躯体移动障碍

与脑损伤后意识和肢体功能障碍及长期卧床有关。

（五）潜在并发症

颅内压增高、脑疝。

**【护理目标】**

（1）病人呼吸道保持通畅，呼吸平稳，无误吸发生。

（2）病人意识障碍无加重或意识清醒。

（3）病人营养状况维持良好。

（4）病人未发生肢体挛缩畸形及功能障碍。

（5）病人未发生并发症，或并发症得到及时发现和处理。

**【护理措施】**

（一）急救护理

颅脑损伤救护时应做到保持呼吸道通畅，病人平卧，头部抬高，注意保暖，禁用吗啡止痛。记录受伤经过和检查发现的阳性体征、急救措施及使用的药物。

## （二）保持呼吸道通畅

脑损伤病人都有不同程度意识障碍，丧失正常的咳嗽反射和吞咽功能，容易发生误咽误吸，或因下颌松弛导致舌后坠等原因引起呼吸道梗阻。呼吸道梗阻可加重脑水肿，使颅内压进一步升高，导致病情恶化。因此，保持呼吸道通畅是脑挫裂伤处理中的一项重要措施。

### 1. 及时清除呼吸道异物

及时清除咽部的血块和呕吐物，并注意吸痰，如发生呕吐，及时将病人头转向一侧以免误吸。

### 2. 开放气道，维持呼吸功能

舌后坠者放置口咽通气管，必要时气管插管或气管切开。呼吸减弱并潮气量不足不能维持正常血氧者，及早使用呼吸机辅助呼吸。

### 3. 加强呼吸道管理

保持室内适宜的温湿度，加强湿化，避免呼吸道分泌物过于黏稠，以利排痰。建立人工气道者，加强气道管理。必要时遵医嘱给予抗生素防治呼吸道感染。

## （三）一般护理

### 1. 体位

意识清醒者采取床头抬高 15°~30°，以利于颅内静脉回流。昏迷病人或吞咽功能障碍者取侧卧位或侧俯卧位，以免呕吐物、分泌物误吸。

### 2. 营养支持

创伤后的应激反应使分解代谢增强，血糖增高、乳酸堆积，后者可加重脑水肿。因此，必须及时、有效补充能量和蛋白质以减轻机体损耗。①早期可采用肠外营养，经静脉输入 5%或 10%葡萄糖液、10%或 20%脂肪乳剂、复方氨基酸液、维生素等。②一般经 3~4 日，肠蠕动恢复后，即可经鼻胃管补充营养。③少数病人由于呕吐、腹泻或消化道出血，长时间处于营养不良状态，可经静脉输入高浓度高营养液体。④昏迷病人禁食，每日静脉输液量 1500~2000ml，其中含钠电解质 500ml，输液速度不可过快。个别长期昏迷者，可考虑行胃造瘘术。⑤成人每日供给总热能为 8400kJ，每千克体重 1~1.5g 蛋白质，同样应控制盐和水的摄入量。⑥病人意识好转出现吞咽反射时，可耐心地经口试喂食，开始时喂蒸蛋、藕粉等流质食物为宜。

3. 降低体温

呼吸道、泌尿系统及颅内感染均可导致体温升高，脑干或下丘脑损伤常引起中枢性高热。高热使机体代谢增高，加重脑组织缺氧，及时处理。应采取降低室温、头部戴冰帽、使用冰毯等物理降温，物理降温无效或有寒战时，遵医嘱给予药物降温或亚低温冬眠疗法。

4. 躁动的护理

引起躁动的原因很多，如头痛、呼吸道不通畅、尿潴留、便秘、被服被大小便浸湿、肢体受压等，须查明原因及时排除，慎用镇静剂，以免影响病情观察。应特别警惕躁动可能为脑疝发生前的表现。对躁动病人不可强加约束，避免因过分挣扎使颅内压进一步增高，加床栏保护并让其戴手套，以防坠床和抓伤，必要时由专人护理。

（四）病情观察

根据病情，观察生命体征、意识状态、瞳孔、神经系统体征等情况，观察有无剧烈头痛、频繁呕吐等颅内压增高的症状。

1. 生命体征

为避免躁动对测量结果的影响，在测量时应先测呼吸、再测脉搏、最后测血压。①脉搏、呼吸、血压：颅内压增高时常出现"两慢一高"，以及进行性意识障碍，属于代偿性生命体征改变，注意加强观察，警惕颅内血肿或脑疝发生；枕骨大孔病人可突然发生呼吸心跳停止；闭合性脑损伤呈现休克征象时，应检查有无内脏出血，如迟发性脾破裂、应激性溃疡出血等。②体温：伤后早期，由于组织创伤反应，可出现中等程度发热；若损伤累及间脑或脑干，可导致体温调节紊乱，出现体温不升或中枢性高热；伤后即发生高热，多系视丘下部或脑干损伤；伤后数日体温升高，常提示有感染性并发症。

2. 意识状态

反映大脑皮质和脑干的功能状态，评估时，采用相同的语言和痛刺激，对病人的反应进行动态分析以判断有无意识障碍及其程度。一般伤后立即昏迷是原发性脑损伤；伤后清醒后转为昏迷或意识障碍不断加深，是颅内压增高形成脑疝的表现；躁动病人突然昏睡应怀疑病情恶化。目前通用格拉斯哥昏迷评分法对病人进行评分，用量化方法来反映意识障碍的程度。

3. 瞳孔变化

对比两侧瞳孔的大小、形状和对光反射，同时注意观察两侧眼裂大小、眼球的位置和运动情况。伤后立即出现一侧瞳孔散大，是原发性动眼神经损伤所致；伤后瞳孔正常，以后一侧瞳孔先缩小继之进行性散大，并且对光反射减弱或消失，是小脑幕切迹疝的眼征；双侧瞳孔散大、对光反射消失、眼球固定伴深昏迷或去皮质强直，多为原发性脑干损伤或临终表现；双侧瞳孔大小形状多变、对光反射消失，伴眼球分离或异位，常是中脑损伤的表现；眼球不能外展且有复视者，多为展神经受损；眼球震颤常见于小脑或脑干损伤。此外，要注意伤后使用某些药物会影响瞳孔的观察，如使用阿托品、麻黄碱使瞳孔散大，吗啡、氯丙嗪使瞳孔缩小。

4. 神经系统体征

原发性脑损伤引起的偏瘫等局灶症状，在受伤当时已出现，且不再继续加重；伤后一段时间出现或继续加重的肢体偏瘫，同时伴有意识障碍和瞳孔变化，多是小脑幕切迹疝压迫中脑的大脑脚，损害其中的锥体束纤维所致。

5. 其他

颅内压增高时，表现为剧烈头痛、频繁呕吐。脑疝形成时，常在躁动时无脉搏增快。注意 CT 和 MRI 检查结果以及颅内压监测情况。

(五) 用药护理

1. 降低颅内压药物

如使用脱水剂、利尿药、肾上腺皮质激素等减轻脑水肿、降低颅内压力。观察用药后的病情变化，为医师调整应用脱水剂间隔时间提供依据。

2. 保护脑组织和促进脑苏醒药物

巴比妥类（戊巴比妥或硫喷妥钠）有清除自由基、降低脑代谢率的作用，可改善脑缺血缺氧，有益于重型脑损伤的治疗。此类药物大剂量应用时，可引起严重的呼吸抑制和呼吸道引流不畅，使用中应严密监视病人的意识、脑电图、血药浓度及呼吸情况。神经节苷脂（GM₁）、胞磷胆碱、醋谷胺等药物，有助于病人苏醒和功能恢复。此类药物宜缓慢静脉滴注，使用中注意观察药物作用和不良反应。

**3. 镇静镇痛药物**

疼痛时给予镇静镇痛药，但禁用吗啡等麻醉镇痛剂，以免抑制呼吸中枢。

**（六）并发症的护理**

**1. 压疮**

加强皮肤护理，保持皮肤清洁干燥，定时翻身预防压疮，尤其注意骶尾部、足跟、耳郭等骨隆突部位；消瘦者伤后初期及高热者常需每小时翻身 1 次，长期昏迷、一般情况较好者可每 3~4 小时翻身 1 次。

**2. 呼吸道感染**

保持室内适宜的温度和湿度，注意消毒隔离，保持口腔清洁，定时翻身、叩背和吸痰，保持呼吸道通畅，呕吐时防治误吸，预防呼吸道感染。

**3. 废用综合征**

四肢关节保持功能位，每日做四肢被动活动和肌肉按摩 3 次，以防关节僵硬和肌肉挛缩。

**4. 泌尿系统感染**

昏迷病人常有排尿功能紊乱需要留置导尿，注意预防发生泌尿系统感染。导尿过程中严格遵守无菌操作，每日定时消毒尿道口；需长期导尿者，宜行耻骨上膀胱造瘘术。

**5. 便秘**

若病人发生便秘，可用缓泻剂，必要时戴手套抠出干硬粪便，勿用大量高压灌肠，以免加重颅内压增高而诱发脑疝。

**6. 暴露性角膜炎**

眼睑闭合不全者，角膜涂眼药膏保护；无须随时观察瞳孔时，可用纱布遮盖上眼睑，甚至行眼睑缝合术。

7. 外伤性癫痫

任何部位脑损伤都可能引起癫痫，早期癫痫发作的原因是颅内血肿、脑挫裂伤、蛛网膜下隙出血等；晚期癫痫发作主要是脑的瘢痕、脑萎缩、感染、异物等引起。预防癫痫发作可用苯妥英钠100mg，每日3次。癫痫发作者给予地西泮10~20mg，静脉缓慢注射，直至抽搐停止，并坚持服用抗癫痫药物控制发作。保证病人睡眠，避免情绪激动，预防意外受伤。

8. 蛛网膜下隙出血

因脑裂伤所致，病人可有头痛、发热、颈项强直等"脑膜刺激"的表现。可遵医嘱给予解热镇痛药物对症处理。病情稳定，排除颅内血肿及颅内压增高、脑疝后，为解除头痛可行腰椎穿刺，放出血性脑脊液。

9. 消化道出血

多因下丘脑或脑干损伤引起的应激性溃疡所致，大量使用糖皮质激素也可诱发。除遵医嘱补充血容量、停用激素外，还应使用止血药和抑制胃酸分泌的药物，如奥美拉唑、雷尼替丁等。及时清理呕吐物，避免发生误吸。

10. 颅内压增高和脑疝

参见颅内压增高及脑疝病人的护理相关内容。

（七）手术前后的护理

除继续做好上述护理外，应做好紧急手术前常规准备。

1. 手术前

手术前2小时内剃净头发，洗净头皮，待术中再次消毒。

2. 手术后

（1）体位：小脑幕上开颅术后，取健侧或仰卧位，避免切口受压；小脑幕下开颅术后，应取侧卧或侧俯卧位。

（2）病情观察：严密观察意识、生命体征、瞳孔、肢体活动等情况，及时发现术后颅内出血、感染、癫痫以及应激性溃疡等并发症。

（3）引流管护理：手术中常放置引流管，如脑室引流、创腔引流、硬脑膜下引流等，护理时严格注意无菌操作操作，预防颅内逆行感染，妥善固定，保持引流通畅，观察并记录引流液的颜色、性质和量。

（4）搬运病人时动作轻稳，防止头部转动或受震荡，搬动病人前后应观察呼吸、脉搏和血压的变化。

（八）康复护理

脑外伤后早期进行康复训练有助于改善脑功能，促进运动反射的重新建立及意识恢复，其中包括被动运动和音乐疗法等。被动运动主要是保持肢体处于功能位，在各关节活动的范围内进行屈曲、伸展、外展等关节活动。

（九）心理护理

向病人或家属说明病情及治疗方法、护理措施，以稳定其情绪，配合治疗和护理。病情稳定后，神经系统功能恢复进展缓慢，需长时间进行精心的护理和康复训练，此时病人及家属易产生焦虑、烦躁情绪，医护人员要帮助病人树立康复的信心，鼓励坚持功能锻炼；指导家属务必让病人时刻感到被关怀、理解和支持，增强病人的自信心。

（十）健康教育

1．康复训练

对存在失语、肢体功能障碍或生活不能自理者，当病情稳定后即开始康复锻炼。对病人耐心指导，制定合适目标，帮助病人努力完成，一旦康复有进步，病人会产生成功感，树立起坚持锻炼和重新生活的信心。

2．控制癫痫

有外伤性癫痫者，应按时服药控制症状发作，在医师指导下逐渐减量直至停药，不可突然中断服药。癫痫病人不宜单独外出或做有危险的活动（游泳等），以防发生意外。

3．生活指导

重度残障者的各种后遗症应采取适当的治疗，鼓励病人树立正确的人生观，指导其部分生活自理；并指导家属生活护理方法及注意事项。去骨瓣减压者，外出时需戴安全帽，以防意外事故挤压减压窗。

4. 出院指导

出院后继续鼻饲者，要教会家属鼻饲饮食的方法和注意事项。

【护理评价】

经过治疗和护理，评价病人是否：①呼吸道通畅，呼吸平稳，无误吸发生。②意识障碍程度减轻或意识清醒。③营养状况良好。④能配合功能锻炼，未发生肢体挛缩畸形。⑤并发症得以预防，或得到及时发现和处理。

### 三、颅内血肿

颅内血肿是颅脑损伤中最常见、最严重、可逆性的继发病变，发生率约占闭合性颅脑损伤的 10% 和重型颅脑损伤的 40%~50%。由于血肿直接压迫脑组织，引起局部脑功能障碍及颅内压增高，如不能及时诊断处理，多因进行性颅内压增高，形成脑疝而危及生命。

【分类】

(一) 颅内血肿按症状出现的时间分类

分为急性血肿（3 日内出现症状）、亚急性血肿（伤后 3 日~3 周出现症状）、慢性血肿（伤后 3 周以上才出现症状）。

(二) 按血肿所在部位分类

分为硬脑膜外血肿、硬脑膜下血肿和脑内血肿。

【病因与病理】

(一) 硬脑膜外血肿

约占外伤性颅内血肿的 30%，大多属于急性型。可发生于任何年龄，但小儿少见。硬脑膜外血肿与颅骨损伤有密切关系，可因骨折或颅骨的短暂变形撕裂位于骨沟内的硬脑膜中动脉或静脉窦而引起出血，或骨折的板障出血。少数病人并无骨折，其血肿可能与外力造成硬脑膜与颅骨分离，硬脑膜表面的小血管被撕裂有关。硬膜外血肿多见于颅盖骨折，以颞部、额顶部和颞顶部多见。

（二）硬脑膜下血肿

约占外伤性颅内血肿的40%，多属急性或亚急性型。急性和亚急性硬脑膜下血肿的出血来源主要是脑皮质血管，大多由对冲性脑挫裂伤所致，好发于额极、颞极及其底面；另一种较少见的血肿是由于大脑表面回流到静脉窦的桥静脉或静脉窦本身撕裂所致，范围较广。慢性硬脑膜下血肿的出血来源和发病机制尚不完全清楚。好发于老年人，多有轻微头部外伤史。部分病人无外伤，可能与营养不良、维生素C缺乏、硬脑膜出血性或血管性疾病等相关。此类血肿常有厚薄不一的包膜。

（三）脑内血肿

比较少见，在闭合性颅脑损伤中，发生率约为0.5%～1.0%。常与枕部着力时的额、颞对冲性脑挫裂伤同时存在，少数位于着力部位。脑内血肿有2种类型：①浅部血肿多由于挫裂的脑皮质血管破裂所致，常与硬脑膜下血肿同时存在，多伴有颅骨凹陷骨折，多位于额极、颞极及其底面；②深部血肿系脑深部血管破裂引起，脑表面无明显挫裂伤，很少见。

【临床表现】

主要表现为头部外伤后，若有原发性脑损伤者，先出现脑震荡或脑挫裂伤的症状，当颅内血肿形成后压迫脑组织，出现颅内压增高和脑疝的表现。但不同部位的血肿有其各自的特点。

（一）硬脑膜外血肿

1. 意识障碍

进行性意识障碍为颅内血肿的主要症状，其变化过程与原发性脑损伤的轻重和血肿形成的速度密切相关。主要有3种类型：①原发脑损伤轻，伤后无原发昏迷，待血肿形成后开始出现意识障碍（清醒→昏迷）；②原发脑损伤略重，伤后一度昏迷，随后完全清醒或好转，经过一段时间因颅内血肿形成，颅内压增高使病人再度出现昏迷，并进行性加重（昏迷→中间清醒或好转→昏迷），即存在"中间清醒期"；③原发脑损伤较重，伤后昏迷进行性加重或持续昏迷。因为硬脑膜外血肿病人的原发脑损伤一般较轻，所以大多表现为前两种情况。

2. 颅内压增高及脑疝表现

病人在昏迷前或中间清醒期常有头痛、呕吐等颅内压增高症状，颅内血肿所致的颅内压增高达到一定程度，便可形成脑疝。幕上血肿大多先形成小脑幕切迹疝，除意识障碍外，出现瞳孔改变，早期因动眼神经受到刺激，患侧瞳孔缩小，随即由于动眼神经受压，患侧瞳孔散大，对侧肢体偏瘫进行性加重；若脑疝继续发展，脑干严重受压，中脑动眼神经核受损，则双侧瞳孔散大。幕上血肿者大多先经历小脑幕切迹疝，然后合并枕骨大孔疝，故严重的呼吸循环障碍常发生在意识障碍和瞳孔改变之后。幕下血肿者可直接发生枕骨大孔疝，较早发生呼吸骤停。

3. 神经系统体征

伤后立即出现的局灶症状和体征，多为原发脑损伤的表现。单纯硬脑膜外血肿，除非血肿压迫脑功能区，否则早期较少出现体征。但当血肿增大引起小脑幕切迹疝时，则可出现对侧锥体束征。脑疝发展，脑干受压严重时导致去大脑强直。

（二）硬脑膜下血肿

1. 急性或亚急性硬脑膜下血肿

因多数与脑挫裂伤和脑水肿同时存在，故表现为伤后持续昏迷或昏迷进行性加重，少有"中间清醒期"，较早出现颅内压增高和脑疝症状。

2. 慢性硬脑膜下血肿

病情进展缓慢，病程较长。临床表现差异很大，主要表现为3种类型：①慢性颅内压增高症状；②偏瘫、失语、局限性癫痫等局灶症状；③头昏、记忆力减退、精神失常等智力障碍和精神症状。

（三）脑内血肿

常与硬脑膜下血肿同时存在，临床表现与脑挫裂伤和急性硬脑膜下血肿的症状很相似。表现以进行性加重的意识障碍为主。

**【辅助检查】**

CT 检查有助于明确诊断。

（一）硬脑膜外血肿

表现为颅骨内板与硬脑膜之间的双凸镜形或弓形高密度影，CT 检查还可了解脑室受压和中线结构移位的程度及并存的脑挫裂伤、脑水肿等情况，应及早应用于疑有颅内血肿病人的检查。

（二）硬脑膜下血肿

1. 急性或亚急性硬脑膜下血肿

表现为脑表面新月形高密度、混杂密度或等密度影，多伴有脑挫裂伤和脑受压。

2. 慢性硬脑膜下血肿

CT 可见脑表面新月形或半月形低密度或等密度影。

（三）脑内血肿

表现为脑挫裂伤区附近或脑深部白质内类圆形或不规则高密度影，周围有低密度水肿区。

**【处理原则】**

（一）硬脑膜外血肿

1. 非手术治疗

凡伤后无明显意识障碍，病情稳定，CT 所示幕上血肿量<40ml，幕下血肿量<10ml，中线结构移位<1.0cm 者，可在密切观察病情的前提下，采用脱水降颅内压等非手术治疗。治疗期间一旦出现颅内压进行性升高、局灶性脑损害、脑疝早期症状，应紧急手术。

## 2. 手术治疗

急性硬脑膜外血肿原则上一经确诊应立即手术，可根据 CT 所见采用骨瓣或骨窗开颅，清除血肿，妥善止血。要求 24~48 小时内手术，目前多主张采用 CT 定位钻孔加尿激酶溶解血肿碎吸引流术，此法简单易行，对脑组织损伤小，但有时清除积血不彻底，必要时行开颅血肿清除术加去骨瓣减压术。血肿清除后，如硬脑膜张力高或疑有硬脑膜下血肿时，应切开硬脑膜探查。对少数病情危急，来不及做 CT 等检查者，应直接手术钻孔探查，再扩大成骨窗清除血肿。

### （二）硬脑膜下血肿

急性和亚急性硬脑膜下血肿的治疗原则与硬脑膜外血肿相仿。慢性硬脑膜下血肿若已经形成完整包膜且有明显症状者，可采用颅骨钻孔引流术，术后在包膜内放置引流管继续引流，利于脑组织膨出和消灭无效腔，必要时冲洗。

### （三）脑内血肿

治疗与硬脑膜下血肿相同，多采用骨瓣或骨窗开颅。对少数脑深部血肿，如颅内压增高显著，病情进行性加重，也应考虑手术，根据具体情况选用开颅血肿清除或钻孔引流术。

## 【护理措施】

颅内血肿为继发性脑损伤，故在护理中首先要根据病情做好原发性脑损伤的相关护理措施。此外，根据颅内血肿的类型和特点做好以下护理工作。

### （一）病情观察

颅内血肿病人多数可因血肿逐渐形成、增大而导致颅内压进行性增高。在护理中，应严密观察病人意识状态、生命体征、瞳孔变化、神经系统体征等，一旦发现颅内压增高迹象，立即采取降颅内压措施，同时做好术前准备。对于术后病人，重点观察血肿清除效果。

### （二）引流管的护理

留置引流管者应加强引流管的护理。①病人取平卧位或头低足高患侧卧位，以利引流。②保持引流通畅，引流袋应低于创腔 30cm。③保持无菌，预防逆行感染。④观察引流液的颜色、性状和量。⑤尽早拔管，术后 3 日左右行 CT 检查，血肿消失后可拔管。

## 四、开放性脑损伤

头颅损伤后脑组织与外界相通称为开放性脑损伤。按照致伤物不同分为非火器性和火器性开放性脑损伤。两种损伤皆可伴有头皮裂伤、颅骨骨折、硬脑膜破裂和脑脊液漏，可发生失血性休克、颅内感染。

### 【病因与病理】

（一）非火器性开放性脑损伤

致伤物分为 2 类。①锐器：如刀、斧、钉、锥、针等。锐器前端尖锐锋利，容易切过或穿透头皮、颅骨和脑膜，进入脑组织。形成的伤道较整齐光滑，损伤主要限于局部，对周围影响很小。②钝器：如铁棍、石块、树枝等。钝器的致伤机制可因致伤物的种类而不同，铁棍、树枝等穿入颅内，脑损伤情况类似锐器伤；而石块等击中头部造成的开放伤，其损伤机制则类似闭合性颅脑损伤中的加速伤。

（二）火器性开放性脑损伤

颅脑火器伤的损伤情况与致伤物的性状、速度、大小密切相关。根据损伤发生形式分为 3 类。①非贯通伤：致伤物由颅骨或颜面部射入，停留于颅腔内。一般在入口或伤道近端有许多碎骨片，致伤物位于伤道最远端。有时致伤物穿过颅腔，冲击对侧的颅骨内板后弹回，折转一段距离，停留在脑内，称反跳伤。脑组织的损伤多较严重。②贯通伤：致伤物贯通颅腔，有入口和出口，入口脑组织内有许多碎骨片，出口骨缺损较大。由于伤道长，脑的重要结构和脑室常被累及，损伤严重。③切线伤：致伤物与颅骨和脑呈切线性擦过，脑内无致伤物。颅骨和脑组织呈沟槽状损伤，常有许多碎骨片散在浅部脑组织中。

**【临床表现】**

（一）头部伤口

非火器性开放性脑损伤，伤口往往掺杂有大量异物如头发、布片、泥沙和碎骨片等，有脑脊液和脑组织从伤口溢出，或脑组织由硬脑膜和颅骨缺损处向外膨出。火器性开放性脑损伤可见弹片或弹头所形成的伤道。

（二）意识障碍

与闭合性脑损伤相似，病人伤后可出现意识障碍。但程度与致伤原因相关。如锐器所致的非火器性开放性脑损伤以及低速致伤物造成的火器性开放性脑损伤造成的损伤较局限，故伤后多无或较少发生意识障碍。钝器所致的非火器性开放性脑损伤以及高速致伤物导致的火器性开放性脑损伤，容易造成脑的弥散性损害，所以多数病人伤后立即出现意识障碍。

（三）生命体征变化

损伤若伤及脑干或下丘脑等重要结构时，生命体征可有明显改变，甚至迅速出现中枢性呼吸、循环衰竭。若伤后出现呼吸深慢，脉缓有力，血压升高，是颅内压增高的表现，提示有颅内血肿或严重脑水肿。另外，头部开放性损伤较大时，可能出现休克征象。

（四）瞳孔变化及局灶症状

伤后发生脑疝，可出现瞳孔改变；若伤及皮质功能区或其邻近部位时，局灶症状和体征明显，如瘫痪、感觉障碍、失语、偏盲等。外伤性癫痫发生率较高。

**【辅助检查】**

（一）X线检查

一般摄颅骨正位和侧位X线，必要时摄切线位片，可以了解颅骨骨折的类型和范围，颅内是否有骨碎片。如有致伤物嵌于路腔内，可根据其进入的深度和位置，推测可能损伤的结构。

（二）CT

可以确定脑损伤的部位和范围及是否继发颅内血肿、脑水肿或脑肿胀，对存留的骨折片或异物做出精确的定位。

【处理原则】

（一）现场急救

积极抢救，保证病人生命安全：①保持呼吸道通畅；②积极抗休克，维持循环稳定；③妥善保护伤口或膨出的脑组织。

（二）尽早清创

开放性颅脑损伤应争取在 6~8 小时内行清创术，在无明显污染并应用抗生素的前提下，早期清创的时限可延长至 72 小时。术前应认真分析颅骨 X 线和 CT 检查结果，仔细检查伤口，彻底清除头发、碎骨片等异物，吸出血肿和破碎的脑组织，彻底止血。硬脑膜应严密缝合，如有困难，可取自体帽状腱膜或颞肌筋膜修补。

（三）预防感染

术后应用抗生素及 TAT 预防感染。

【护理措施】

（一）急救护理

1. 现场急救

首先抢救心搏骤停、窒息、开放性气胸、大出血等危及病人生命的伤情。有明显大出血者应补充血容量，无外出血表现而有休克征象者，应查明有无头部以外部位损伤，如合并腹腔内脏破裂等。

2. 保持呼吸道通畅

及时清除口、鼻、气管内的血液、呕吐物或分泌物，必要时行气管插管，以确保呼吸道通畅。禁用吗啡止痛，以防抑制呼吸。

3. 保护伤口

有脑组织从伤口膨出时，外露的脑组织周围用消毒纱布卷保护，再用纱布架空包扎，避免脑组织受压。对插入颅腔的致伤物不可贸然晃动或拔出，以免引起颅内大出血。遵医嘱使用抗生素和 TAT。

**（二）病情观察**

密切观察生命体征、意识状态以及瞳孔变化，及时发现和处理并发症。如病人意识障碍进行性加重，出现喷射性呕吐、瞳孔散大，应警惕可能。

**（三）手术前后护理**

1. 术前护理

①止血及补充血容量：创伤部位出血过多易造成失血性休克，应迅速控制出血，补充血容量；②病情观察：严密观察病人意识状态、生命体征、瞳孔、神经系统病症等，结合其他临床表现评估颅内血肿或脑水肿的进展情况；③完善术前准备：除按闭合性脑挫裂伤病人护理外，还应做好紧急手术准备。

2. 术后护理

①术后送 ICU 病房严密监护；②保持呼吸道通畅；③继续实施降低颅内压的措施；④做好创口和引流管的护理，注意有无颅内再出血和感染迹象；⑤加强基础护理。

**（四）健康教育**

1. 康复指导

加强营养，进食高热量、高蛋白、富含纤维素、维生素的饮食，发热时多饮水。神经功能缺损者应继续坚持功能锻炼，进行辅助治疗（高压氧、针灸、理疗、按摩、中医药、助听器等）。避免搔抓伤口，可用 75% 乙醇或络合碘消毒伤口周围，待伤口痊愈后方可洗头。

2. 复诊指导

3~6 个月门诊复查，如出现原有症状加重、头痛、呕吐、抽搐、不明原因发热、手术部位发红、积液、渗液等应及时就诊。一般术后半年可行颅骨修补。

# 第四章　脑血管性疾病病人的护理

## 第一节　脑卒中

脑卒中是各种原因引起的脑血管疾病急性发作，造成脑的供应动脉狭窄或闭塞及非外伤性的脑实质性出血，并出现相应临床症状及体征。包括缺血性脑卒中及出血性脑卒中，前者发病率高于后者。部分脑卒中病人需要外科治疗。

**【病因】**

（一）缺血性脑卒中

发病率约占脑卒中的 60%~70%，多见于 40 岁以上者。严重者可致病人死亡，颈内动脉和椎动脉均可发生。主要原因是在动脉粥样硬化基础上发生脑血管痉挛或血栓形成，导致脑的供应动脉狭窄或闭塞。某些使血流缓慢和血压下降的因素是本病的诱因，故病人常在睡眠中发病。

（二）出血性脑卒中

多发生于 50 岁以上的高血压动脉硬化病人，男性多见，是高血压病死亡的主要原因。常因剧烈活动或情绪激动使血压突然升高而诱发粟粒状微动脉瘤破裂导致出血。

**【病理生理】**

（一）缺血性脑卒中

脑动脉闭塞后，该动脉供血区的脑组织可发生缺血性坏死，同时出现相应的神经功能障碍及意识改变。闭塞部位以颈内动脉和大脑中动脉为多见，基底动脉和椎动脉次之。脑梗死的范围和程度与血管闭塞的部位、快慢及侧支循环能提供代偿的程度有关。

（二）出血性脑卒中

出血多位于基底核壳部，可向内扩展至内囊部。大出血可形成血肿，压迫脑组织，造成颅内压增高甚至脑疝；血肿也可沿其周围神经纤维束扩散，导致神经功能障碍，早期清除血肿后可恢复。脑干内出血或血肿如破入相邻脑室，则后果严重。

【临床表现】

（一）缺血性脑卒中

根据脑动脉狭窄和闭塞后，神经功能障碍的轻重和症状的持续时间，分为3种。

1. 暂时缺血性发作（transient ischemic attack，TLA）

神经功能障碍持续时间不超过 24 小时，表现为突发的单侧肢体无力、感觉麻木、一过性黑蒙及失语等大脑半球供血不足表现；椎基底动脉供血不足表现以眩晕、步态不稳、复视、耳鸣及猝倒为特征。症状反复发作，可自行缓解，大多不留后遗症。

2. 可逆缺血性神经功能缺陷（reversible ischemic neurological deficit，RIND）

发病似暂时缺血性发作，但神经功能障碍持续时间超过 24 小时，可达数日，也可完全恢复。

3. 完全性脑卒中（complete stroke，CS）

症状较上述 2 种类型严重，常伴意识障碍，神经功能障碍长期不能恢复。

（二）出血性脑卒中

突然出现意识障碍和偏瘫；重症者可出现昏迷、完全性瘫痪、去皮质强直、生命体征紊乱。

## 【辅助检查】

主要为影像学检查。对于缺血性脑卒中，脑血管造影可发现病变的部位、性质、范围及程度；脑卒中后 24~48 小时，头部 CT 可显示缺血病灶；MRI 比 CT 敏感；磁共振血管造影（MRA）可显示不同部位脑动脉狭窄、闭塞或扭曲；颈动脉超声检查和经颅多普勒超声探测，有助于诊断颈内动脉起始段和颅内动脉狭窄、闭塞。对于急性脑出血首选 CT 检查。

## 【处理原则】

### （一）缺血性脑卒中

一般先行非手术治疗，包括卧床休息、扩血管、抗凝、血液稀释疗法及扩容治疗等。脑动脉完全闭塞者，在 24 小时内可行动脉内膜切除术、颅外-颅内动脉吻合术等手术治疗，以改善病变区的血供情况。

### （二）出血性脑卒中

经绝对卧床休息、控制血压、止血、脱水降颅压等非手术治疗，病情仍继续加重时应考虑开颅血肿清除术，或锥颅穿刺血肿抽吸加尿激酶溶解碎吸引流术等手术治疗。对出血破入脑室及内侧型颅内血肿病人，手术效果欠佳，若病情过重如深昏迷、双侧瞳孔散大或年龄过大、伴重要脏器功能不全者，不宜手术治疗。

## 【护理评估】

### （一）术前评估

1. 健康史

（1）一般情况：评估病人的年龄、性别和职业。本次发病的特点和经过。

（2）既往史：评估病人有无高血压、颅内动静脉畸形、颅内动脉瘤、动脉粥样硬化、创伤等病史。

（3）家族史：评估有无高血压、脑血管性疾病家族史。

2．身体状况

（1）症状与体征：评估病人的生命体征、意识状态、瞳孔、肌力及肌张力、感觉功能、深浅反射及病理反射等。评估病人有无进行性颅内压增高及脑疝症状；有无神经系统功能障碍，是否影响病人自理能力，有无发生意外伤害的危险；是否有水、电解质及酸碱平衡失调；营养状况及重要脏器功能。

（2）辅助检查：了解脑血管造影、CT、MRI 等检查的结果。

3．心理-社会状况

了解病人及家属有无焦虑、恐惧不安等情绪。评估病人及家属对手术治疗有无思想准备，对手术治疗方法、目的和预后有无充分了解。

（二）术后评估

评估手术方式、麻醉方式及术中情况；了解引流管放置的位置、目的及引流情况；观察有无并发症的迹象。

【常见护理诊断/问题】

（一）躯体移动障碍

与脑组织缺血或脑出血有关。

（二）急性疼痛

与开颅手术、血性脑脊液对脑膜的刺激以及颅内压增高有关。

（三）潜在并发症

脑脊液漏、颅内压增高及脑疝、颅内出血、感染、中枢性高热、癫痫发作等。

【护理目标】

（1）病人肢体活动能力逐渐恢复。

（2）病人自述疼痛减轻，舒适感增强。

（3）病人未发生并发症，或并发症得到及时发现与处理。

**【护理措施】**

（一）术前护理

除常规护理外，遵医嘱采取控制血压、减轻脑水肿、降低颅内压、促进脑功能恢复的措施；在溶栓、抗凝治疗期间，注意观察药物效果及不良反应。

（二）术后护理

1. 一般护理

（1）饮食：鼓励病人进食，有吞咽障碍者应鼻饲流质；防止进食时误吸，导致窒息或肺部感染；

（2）防止意外损伤：肢体无力或偏瘫者，防止坠床、跌倒或碰伤；

（3）促进沟通：对语言、视力、听力障碍者，采取不同的沟通方法，及时了解病人需求，给予满足；

（4）促进肢体功能恢复：病人卧床休息期间，定时翻身，保持肢体处于功能位，并在病情稳定后及早进行肢体被动或主动功能锻炼。

2. 缓解疼痛

了解术后病人头痛的性质和程度，分析其原因，对症治疗和护理。

（1）镇痛：切口疼痛多发生于术后 24 小时内，给予一般镇痛药物可缓解。但不论何种原因引起的头痛，均不可使用吗啡或哌替啶，因为此类药物可抑制呼吸，影响气体交换，还有使瞳孔缩小的不良反应，影响病情观察。

（2）降低颅内压：颅内压增高所引起的头痛，多发生在术后 2~4 日脑水肿高峰期，常为搏动性头痛，严重时有烦躁不安、呕吐，伴有意识、生命体征改变、进行性瘫痪等。注意鉴别术后切口疼痛与颅内压增高引起的头痛，后者需脱水剂、激素治疗，头痛方能缓解。

（3）腰椎穿刺：若系术后血性脑脊液刺激脑膜引起的头痛，应早期行腰椎穿刺引流出血性脑脊液，既可以减轻脑膜刺激症状，还可降低颅内压。但颅内压增高显著者禁忌使用。

3. 并发症的护理

（1）脑脊液漏：注意观察切口敷料及引流情况。一旦发现有脑脊液漏，及时通知医师妥善处理。病人取半卧位、抬高头部以减少漏液；为防止颅内感染，使用无菌绷带包扎头部，枕上垫无菌治疗巾并经常更换，定时观察有无浸湿，并在敷料上标记浸湿范围，以估计脑脊液漏出量。

（2）颅内压增高、脑疝：术后均有脑水肿反应，应适当控制输液量和输液速度；遵医嘱按时使用脱水剂和激素；维持水、电解质的平衡；观察生命体征、意识状态、瞳孔、肢体活动状况；监测颅内压变化；及时处理咳嗽、便秘、躁动等使颅内压升高的因素，避免诱发脑疝。

（3）颅内出血：是术后最危险的并发症，多发生在术后 24~48 小时。

①原因：主要是术中止血不彻底或电凝止血痂脱落；此外，病人呼吸道不通畅、二氧化碳潴留、躁动不安、用力挣扎等引起颅内压骤然增高也可造成术后出血。

②表现：病人往往先有意识改变，表现为意识清楚后又逐渐嗜睡、反应迟钝甚至昏迷。大脑半球手术后出血常有幕上血肿表现，或出现颞叶钩回疝征象；颅后窝手术后出血具有幕下血肿特点，常有呼吸抑制甚至枕骨大孔疝表现；脑室内出血可有高热、抽搐、昏迷及生命体征紊乱。

③护理：术后应严密观察，避免颅内压增高的因素。一旦发现病人有颅内出血征象，应及时报告医师，并做好再次手术止血的准备。

（4）感染：常见的感染有切口感染、肺部感染及脑膜脑炎。严重的切口感染可波及骨膜，甚至发生颅骨骨髓炎和脑膜脑炎。

①原因：肺部感染可因高热及呼吸功能障碍加重脑水肿；脑膜脑炎常继发于开放性颅脑损伤后，或因切口感染伴脑脊液外漏而致颅内感染。

②表现：术后 3~4 日外科热消退之后再次出现高热，或术后体温持续升高，伴头痛、呕吐、意识障碍，甚至出现谵妄和抽搐，脑膜刺激征阳性。腰椎穿刺见脑脊液混浊、脓性、白细胞计数升高。

③护理：重在预防，如严格无菌操作、加强营养及基础护理。

（5）中枢性高热：下丘脑、脑干及上颈髓病变和损害可使体温调节中枢功能紊乱，以高热多见，偶有体温过低。中枢性高热多出现于术后 12~48 小时，体温达 40℃ 以上，常伴有意识障碍、瞳孔缩小、脉搏快速、呼吸急促等自主神经功能紊乱症状。一般物理降温效果差，需及时采用亚低温冬眠治疗。

（6）癫痫发作：多发生在术后 2~4 日脑水肿高峰期，系术后脑组织缺氧及皮层运动区受激惹所致。当脑水肿消退、脑循环改善后，癫痫常可自愈。对拟做皮层运动区及其附近区域手术者，术前常规给予抗癫痫药物以预防。癫痫发作时，应及时给予抗癫痫药物控制；病人卧床休息，给氧，保证睡眠，避免情绪激动；注意保护病人，避免意外受伤，观察发作时的表现并详细记录。

（三）健康教育

1. 加强功能锻炼

康复训练应在病情稳定后早期开始，包括肢体的被动及主动运动、语言能力及记忆力；教会病人自我护理方法，如翻身、起坐、穿衣、行走及上下轮椅等，尽早、最大限度恢复其生活自理及工作能力，早日回归社会。

2. 避免再出血

出血性脑卒中病人避免导致再出血的诱发因素。高血压病人应特别注意气候变化，规律服药，保持情绪稳定，将血压控制在适当水平，切忌血压忽高忽低。一旦发现异常应及时就诊。

【护理评价】

通过治疗与护理，病人是否：①肢体活动能力逐渐恢复；②自述疼痛减轻，舒适感增强；③并发症得到有效预防，病情变化能被及时发现及处理。

# 第二节　颅内动脉瘤

颅内动脉瘤是颅内动脉壁的囊性膨出，多因动脉壁局部薄弱和血流冲击而形成，极易破裂出血，是蛛网膜下隙出血最常见的原因。以 40~60 岁人群多见，在脑血管意外的发病率中，仅次于脑血栓和高血压脑出血。

【病因与病理】

病因尚不十分清楚，主要有动脉壁先天性缺陷和后天性退变 2 种学说。前者认为颅内动脉环（Willis 动脉环）的分叉处动脉壁先天性平滑肌层缺乏；后者主要指动脉粥样硬化和高血压破坏动脉内弹力板，动脉壁逐渐膨出形成囊性动脉瘤。另外，体内感染病灶脱落的栓子，侵蚀脑动脉壁可形成感染性动脉瘤，头部外伤也可导致动脉瘤形成。遗传也可能与动脉瘤形成相关。

动脉瘤多为囊性，呈球形或浆果状，紫红色，瘤壁极薄，术中可见瘤内的血流旋涡，瘤顶部最薄，是出血的好发部位。巨大动脉瘤内常有血栓甚至钙化，血栓呈"洋葱"状分层。破裂的动脉瘤周围被血肿包裹，破口处与周围组织多有粘连。动脉瘤 90%发生于颈内动脉系统，10%发生于椎基底动脉系统，通常位于脑血管分叉处。

**【临床表现】**

（一）局灶症状

取决于动脉瘤部位、毗邻解剖结构及动脉瘤大小。小的动脉瘤可无症状。较大的动脉瘤可压迫邻近结构出现相应的局灶症状，如动眼神经麻痹，表现为病侧眼睑下垂、瞳孔散大、眼球内收和上、下视不能，直接和间接对光反射消失。大脑中动脉瘤出血形成血肿压迫，病人可出现偏瘫和（或）失语。巨型动脉瘤压迫视路，病人有视力、视野障碍。

（二）动脉瘤破裂出血症状

多突然发生，病人可有劳累、情绪激动、用力排便等诱因，也可无明显诱因或在睡眠中发生。一旦破裂出血，血液流至蛛网膜下隙，病人可出现剧烈头痛、呕吐、意识障碍、脑膜刺激征等，严重者可因急性颅内压增高而引发枕骨大孔疝，导致呼吸骤停。

多数动脉瘤破口会被凝血封闭而出血停止，病情逐渐稳定。如未及时治疗，随着动脉瘤破口周围血块溶解，动脉瘤可能于 2 周内再次破溃出血。

（三）脑血管痉挛

蛛网膜下隙内的血液可诱发脑血管痉挛，多发生在出血后 3~15 日。局部血管痉挛只发生在动脉瘤附近，病人症状不明显；广泛脑血管痉挛可致脑梗死，病人出现意识障碍、偏瘫、失语甚至死亡。

**【辅助检查】**

**（一）数字减影脑血管造影（DSA）**

是确诊颅内动脉瘤的检查方法，可判断动脉瘤的位置、数目、形态、内径、有无血管痉挛。

**（二）头部 CT 及 MRI**

出血急性期头部 CT 确诊动脉瘤破裂出血，阳性率极高，根据出血部位初步判断破裂动脉瘤位置。出血 1 周后 CT 不易诊断。MRI 扫描优于 CT，磁共振血管造影（MRA）可提示动脉瘤部位，用于颅内动脉瘤筛选。

**【处理原则】**

**（一）非手术治疗**

主要是防止出血或再出血，控制脑血管痉挛。适当镇静，卧床休息，维持正常血压。经颅多普勒超声监测脑血流变化，发现脑血管痉挛时，可试用钙离子拮抗剂改善微循环。采用抗纤维蛋白的溶解剂，如氨基己酸，抑制纤溶酶原形成，以预防动脉瘤破口处凝血块溶解引起再次出血，但肾功能障碍者慎用，因有可能形成血栓。

**（二）手术治疗**

开颅动脉瘤颈夹闭术可彻底消除动脉瘤，保持动脉瘤的载瘤动脉通畅。高龄、病情危重或不接受手术者，可采用血管内介入治疗。术后均应复查脑血管造影证实动脉瘤是否消失。

**【护理措施】**

(一) 术前护理

1. 预防出血或再次出血

(1) 卧床休息：抬高床头 15°～30°以利于静脉回流，减少不必要的活动。保持病房安静，尽量减少外界不良因素的刺激，稳定病人情绪，保证充足睡眠，预防再出血。

(2) 控制颅内压：颅内压波动可诱发再出血。①预防颅内压骤降：颅内压骤降会加大颅内血管壁内外压力差，诱发动脉瘤破裂，应维持颅内压在 100mmH$_2$O 左右；应用脱水剂时，控制输注速度，不能加压输入；行脑脊液引流者，引流速度要慢，脑室引流者，引流瓶（袋）位置不能过低；②避免颅内压增高的诱因：如便秘、咳嗽、癫痫发作等。

(3) 控制血压：动脉瘤破裂可因血压波动引起，应避免引发血压骤升骤降的因素。由于动脉瘤出血后多伴有动脉痉挛，如血压下降过多可能引起脑供血不足，通常使血压下降 10%即可。密切观察病情，注意血压的变化，避免血压偏低造成脑缺血。

2. 术前准备

除按术前常规准备外，介入栓塞治疗者还应双侧腹股沟区备皮。动脉瘤位于 Willis 环前部的病人，应在术前进行颈动脉压迫试验及练习，以建立侧支循环。实施颈动脉压迫试验，可用特制的颈动脉压迫装置或手指按压患侧颈总动脉，直到同侧颞浅动脉搏动消失。开始每次压迫 5 分钟，以后逐渐延长压迫时间，直至持续压迫 20～30 分钟病人仍能耐受，不出现头昏、眼黑、对侧肢体无力和发麻等表现时，方可实施手术。

(二) 术后护理

1. 体位

待意识清醒后抬高床头 15°～30°，以利于颅内静脉回流。避免压迫手术伤口。介入栓塞治疗术后穿刺点加压包扎，病人卧床休息 24 小时，术侧髋关节制动6小时。搬动病人或为其翻身时，应扶持头部，使头颈部成一直线，防止头颈部过度扭曲或震动。

2. 病情观察

密切监测生命体征，其中血压的监测尤为重要。注意观察病人的意识、神经功能状态、肢体活动、伤口及引流液等变化，观察有无颅内压增高或再出血迹象。介入手术病人应观察穿刺部位有无血肿，触摸穿刺侧足背动脉搏动及皮温是否正常。

3. 一般护理

（1）保持呼吸道通畅，给氧；

（2）术后当日禁食，次日给予流质或半流质饮食，昏迷病人经鼻饲提供营养；

（3）遵医嘱使用抗癫痫药物，根据术中情况适当脱水，可给予激素、扩血管药物等；

（4）保持大便通畅，必要时给予缓泻剂；

（5）加强皮肤护理，定时翻身，避免发生压疮。

4. 并发症的护理

（1）脑血管痉挛

①原因：动脉瘤栓塞治疗或手术刺激脑血管，易诱发脑血管痉挛。

②表现：一过性神经功能障碍，如头痛、短暂的意识障碍、肢体瘫痪和麻木、失语症等。

③护理：早期发现及时处理，可避免脑缺血缺氧造成不可逆的神经功能障碍；使用尼莫地平可以改善微循环；给药期间观察有无胸闷、面色潮红、血压下降、心率减慢等不良反应。

（2）脑梗死

①原因：由术后血栓形成或血栓栓塞引起。

②表现：病人出现一侧肢体无力、偏瘫、失语甚至意识障碍等。

③护理：嘱病人绝对卧床休息，保持平卧姿势，遵医嘱予扩血管、扩容、溶栓治疗。若术后病人处于高凝状态，常应用肝素预防脑梗死。

（3）穿刺点局部血肿：常发生于介入栓塞治疗术后6小时内。

①原因：可能因动脉硬化、血管弹性差，或术中肝素过量、凝血机制障碍，或术后穿刺侧肢体活动频繁、局部压迫力度不够所致。

②护理：介入栓塞治疗术后穿刺点加压包扎，病人卧床休息 24 小时，术侧髋关节制动 6 小时。

（三）健康教育

1. 疾病预防

（1）指导病人注意休息，避免情绪激动和剧烈运动；

（2）合理饮食，多食蔬菜、水果，保持大便通畅；

（3）遵医嘱按时、按量服用降压药物、抗癫痫药物，不可随意减量或停药；

（4）注意安全，不要单独外出或锁门洗澡，以免发生意外时影响抢救。

2. 疾病知识

动脉瘤栓塞术后，定期复查脑血管造影；出现动脉瘤破裂出血表现，如头痛、呕吐、意识障碍和偏瘫时，及时诊治。

# 第三节　颅内动静脉畸形

颅内动静脉畸形是由一支或几支发育异常供血动脉、引流静脉形成的病理脑血管团，是先天性中枢神经系统血管发育异常所致畸形中最常见的一种类型。由于其内部动脉与静脉之间缺乏毛细血管结构，动脉血直接流入静脉，由此产生一系列血流动力学改变，出现相应的临床症状和体征。颅内动静脉畸形可发生于脑的任何部位，多在 40 岁以前发病，男性稍多于女性。

【临床表现】

（一）出血

最常见的首发症状，出血好发年龄 20~40 岁。多因畸形血管破裂引起脑内、脑室内和蛛网膜下隙出血。发病较突然，往往在病人进行体力活动或有情绪波动时发病，出现剧烈头痛、呕吐、意识障碍等症状；少量出血时症状可不明显。单支动脉供血、体积小、部位深以及颅后窝的颅内动静脉畸形容易急性破裂出血。妇女妊娠期颅内动静脉畸形出血的危险高。

### （二）抽搐

额、颞部颅内动静脉畸形的青年病人多以抽搐为首发症状。可在颅内出血时发生，也可单独出现。与脑缺血、病变周围胶质增生及出血后的含铁血黄素刺激大脑皮质有关。若长期癫痫发作，脑组织缺氧不断加重，可致病人智力减退。

### （三）头痛

一半病人有头痛史，为局部或全头痛，间断性或迁移性。可能与供血动脉、引流静脉及静脉窦扩张有关，或与小量出血、脑积水及颅内压增高有关。

### （四）神经功能缺损及其他症状

因颅内动静脉畸形周围脑组织缺血萎缩、血肿压迫或合并脑积水所致，病人出现进行性神经功能缺损，运动、感觉、视野及语言功能障碍，个别病人有三叉神经痛或头颅杂音。婴儿和儿童可因颅内血管短路出现心力衰竭。

### 【辅助检查】

数字减影脑血管造影（DSA）是确诊本病的必需手段，可了解畸形血管同大小、范围、供血动脉、引流静脉以及血流速度。头部 MRI 及 CT 检查也有助于诊断。

### 【处理原则】

手术治疗是最根本的治疗方法，可以去除病灶出血危险，恢复正常脑的血液供应。对位于脑深部重要功能区的颅内动静脉畸形，不适宜手术切除。直径小于3cm 或手术后残存的颅内动静脉畸形可采用立体定向放射治疗或血管内治疗，使畸形血管形成血栓而闭塞。各种治疗后都应复查脑血管造影，了解畸形血管是否消失。

**【护理措施】**

（一）一般护理

保持病房安静，卧床休息，避免各种不良刺激，保持情绪稳定。

（二）预防出血及意外发生

密切观察血压及颅内压变化情况，遵医嘱控制血压和颅内压，预防颅内出血及再出血。伴有癫痫发作者，遵医嘱应用抗癫痫药物，保持呼吸道通畅，防止舌咬伤等意外发生。

（三）介入栓塞治疗护理

病人介入栓塞治疗术后臣卜床休息24小时，术侧髋关节制动6小时，观察足背动脉搏动、肢体温度、伤口敷料有无渗血等情况，如需肝素化，则严密观察有无出血情况。

# 第四节　自发性蛛网膜下隙出血

蛛网膜下隙出血是由各种病因引起颅内和椎管内血管突然破裂，血液流至蛛网膜下隙出现的一组症状，分为自发性和外伤性2类。蛛网膜下隙出血病人的预后差，总死亡率约为25%，幸存者的致残率接近50%，本节仅述自发性蛛网膜下隙出血，约占急性脑血管意外15%。

**【病因】**

自发性蛛网膜下隙出血的病因很多，最常见为颅内动脉瘤和脑（脊髓）血管畸形破裂，约占70%，其次为动脉硬化、烟雾病、颅内肿瘤卒中、血液病、动脉炎、脑炎、脑膜炎及抗凝治疗的并发症。多数病人动脉瘤破裂前，有剧烈运动、情绪激动、咳嗽、用力排便、性生活等诱因。吸烟、酗酒也是常见的危险因素。

**【临床表现】**

（一）出血症状

多起病急骤，突然剧烈头痛、恶心呕吐、面色苍白、全身冷汗，眩晕、项背痛或下肢疼痛。部分病人出现一过性意识障碍，严重者昏迷甚至死亡。出血后 1~2 日内脑膜刺激征阳性。动脉瘤破裂后，如病人未得到及时治疗，部分可能会在首次出血后 1~2 周再次出血，约 1/3 病人死于再出血。

（二）神经功能损害

颈内动脉–后交通动脉或大脑后动脉瘤可造成同侧动眼神经麻痹。出血前后约 20% 出现偏瘫，由于病变或出血累及运动区皮质及传导束所致。

（三）癫痫

约 3% 病人出血急性期发生癫痫，5% 病人手术后近期出现癫痫。5 年内癫痫发生率约为 10.5%。

（四）视力、视野障碍

蛛网膜下隙出血沿视神经鞘延伸，眼底检查可见玻璃体膜下片块状出血。出血量过多时血液浸入玻璃体内，引起视力障碍。巨大动脉瘤压迫视神经或视放射时，病人出现双颞偏盲或同向偏盲。

（五）其他

部分蛛网膜下隙出血发病后数日可有低热。

**【辅助检查】**

头部 CT 是目前诊断蛛网膜下隙出血的首选检查，出血后 1 周内头部 CT 显示最清晰，1~2 周后出血逐渐吸收。蛛网膜下隙出血后 1 周内 MRI 很难查出。MRA 和 CTA 可用于头颈及颅内血管性疾病筛查和随访。DSA 是确定蛛网膜下隙出血病因的必要手段，应尽早实施，可确定动脉瘤大小、部位、单发或多发，有无血管痉挛；动静脉畸形的供应动脉和引流静脉，以及侧支循环情况。对怀疑脊髓动静脉畸形者应行脊髓动脉造影。CT 检查已确诊的蛛网膜下隙出血病人不需再做腰椎穿刺，蛛网膜下隙出血伴有颅内压增高时慎用，可能诱发脑疝。

### 【处理原则】

出血急性期，绝对卧床休息，可用止血剂。头痛剧烈者给予镇痛、镇静，保持大便通畅等。伴颅内压增高者应用甘露醇溶液脱水治疗。尽早病因治疗，如开颅动脉瘤夹闭，动静脉畸形或脑肿瘤切除等。

### 【护理措施】

遵医嘱给予镇痛、镇静剂等。伴颅内压增高应用甘露醇溶液脱水治疗。对癫痫发作者，遵医嘱按时服用抗癫痫药。嘱病人生活规律，避免剧烈运动、情绪激动、暴饮暴食、吸烟、酗酒，保持大便通畅，以防颅内出血。

# 第五章　颅内和椎管内肿瘤病人的护理

## 第一节　颅内肿瘤

颅内肿瘤又称脑瘤，原发性颅内肿瘤发生于脑组织、脑膜、脑神经、垂体、血管及残余胚胎组织等；继发性肿瘤是身体其他部位恶性肿瘤转移到颅内的肿瘤。可发生于任何年龄，以 20~50 岁多见。

【病因与病理】

颅内肿瘤的病因至今尚不明确。潜在危险因子包括遗传综合病症或特定基因多态性、电磁辐射、神经系统致癌物、过敏性疾病和病毒感染。头部外伤与脑膜瘤形成有关联。胚胎发育中一些细胞或组织残留在颅内，分化生长成肿瘤，如颅咽管瘤、脊索瘤和畸胎瘤等。颅内肿瘤发病部位以大脑半球最多，其次为蝶鞍、鞍区周围、小脑脑桥角、小脑、脑室及脑干。一般不向颅外转移，但可在颅内直接向邻近正常脑组织浸润扩散，也可随脑脊液的循环通道转移。脑瘤的预后与病理类型、病期及生长部位有密切关系。良性肿瘤单纯外科治疗有可能治愈；交界性肿瘤单纯外科治疗后易复发；恶性肿瘤一旦确诊，需要外科治疗辅助放射治疗和（或）化学治疗。

【分类】

（一）原发性肿瘤

1. 神经上皮组织肿瘤

来源于神经上皮胶质细胞和神经元细胞，又称胶质瘤，是颅内最常见的恶性肿瘤，约占颅内肿瘤 40%~50%。

（1）星形细胞瘤：胶质瘤中最常见的类型，占 21.2%~51.6%，恶性程度较低，生长缓慢。约 1/3 大脑半球星形细胞瘤以癫痫为首发症状。肿瘤呈实质性者与周围组织分界不清，常不能彻底切除，术后易复发，囊性者常分界清楚，完全切除后有望根治。

（2）胶质母细胞瘤：恶性程度最高，病程进展快，颅内高压症状明显，癫痫发生率较低。对放射治疗、化学治疗均不敏感，生存时间短。

（3）少枝胶质细胞瘤：占胶质瘤的 3%～12%，肿瘤生长较慢，与正常脑组织分界较清楚。50%～80%以癫痫为首发症状，易误诊为原发性癫痫。可手术切除，但术后易复发，需术后放射治疗及化学治疗，治疗效果比较理想。

（4）室管膜瘤：占胶质瘤的 5%～6%，肿瘤与周围脑组织分界尚清楚，有通过脑脊液"种植"性转移倾向，病人多伴有颅内压增高，眩晕，共济失调。术后需放射治疗和化学治疗。

（5）髓母细胞瘤：儿童常见恶性肿瘤，多在 10 岁前发病。肿瘤多位于后颅窝中线部位，因阻塞第四脑室及导水管而引发脑积水，临床表现颅内压增高和共济失调。对放射治疗敏感。

2. 脑膜瘤

占颅内原发肿瘤的 14.4%～19.0%，是成人常见的发生率仅次于胶质瘤的颅内肿瘤。良性居多，生长缓慢，病程长，呈膨胀性生长，多位于大脑半球矢状窦旁、大脑凸面、蝶骨和鞍结节。邻近的颅骨有增生或被侵蚀的迹象。脑膜瘤有完整的包膜，采取手术彻底切除可预防复发。

3. 蝶鞍区肿瘤

（1）垂体腺瘤：来源于腺垂体的良性肿瘤。约占颅内肿瘤的 10%，好发年龄为青壮年，男女发病率均等，对病人生长、发育、劳动能力、生育功能有严重损害。

根据腺瘤内分泌功能分类，主要有 4 种。①泌乳素腺瘤（PRL 瘤）：常出现女性停经泌乳综合征，男性阳痿及无生育功能；②生长激素腺瘤（GH 瘤）：在青春期前发病者表现为巨人症，成年后发病表现为肢端肥大症；③促肾上腺皮质激素腺瘤（ACTH 瘤）：临床表现为库欣病，可引起全身脂肪、蛋白质代谢和电解质紊乱；④其他类型：如促甲状腺瘤（TSH 瘤）、混合性激素分泌瘤等。手术摘除是首选的治疗方法。生长激素腺瘤对放射线较敏感，立体放射治疗适用于垂体微腺瘤。溴隐亭治疗泌乳素腺瘤效果突出。

（2）颅咽管瘤：为胚胎期颅咽管的残余组织发生的良性先天性肿瘤，多位于蝶鞍膈上，约占颅内肿瘤的 2.5%～4%，多见于儿童及青少年，发病高峰年龄在 5～10 岁。主要表现为肿瘤压迫视交叉、视神经引起的视力障碍；肿瘤影响垂体腺及下丘脑功能导致的性发育迟缓、性功能减退、尿崩症、侏儒症、肥胖及间脑综合征；肿瘤侵及其他脑组织引起的神经、精神症状。首选手术治疗，对于不能达到全切除的颅咽管瘤，术后需给予放射治疗。

4. 听神经瘤

发生于第Ⅷ脑神经前庭支的良性肿瘤，占颅内肿瘤 8%～10%。位于桥小脑角内，可出现患侧高频耳鸣、神经性耳聋、前庭功能障碍、同侧三叉神经及面神经受累及小脑功能受损症状。治疗以手术切除为主，肿瘤<3.0cm 者可行立体放射治疗。

（二）转移性肿瘤

转移性肿瘤多来自肺、乳腺、甲状腺、消化道等部位的恶性肿瘤，多位于幕上脑组织内，可单发或多发，男性多于女性。部分病人以颅内转移灶为首发症状，诊断为转移瘤后才在其他部位找出原发病灶。确定为脑转移瘤后要寻找原发病灶。伴颅内压增高单发转移瘤尽早手术，术后辅以放射治疗和化学治疗。

【临床表现】

颅内肿瘤的临床表现取决于病变部位及肿瘤的组织生物学特性，主要以颅内压增高和神经功能定位症状为共同特点。

（一）颅内压增高

约90%以上的病人可出现头痛、呕吐、视神经盘水肿等颅内压增高症状和体征，主要由于肿瘤占位效应、瘤周脑肿和脑脊液循环受阻出现脑积水所致。通常呈慢性、进行性加重过程。若未得到及时治疗，病人视力减退、视野向心性缩小，最终可失明。瘤内出血可表现为急性颅内压增高，甚至发生脑疝。老年人由于脑萎缩，颅内空间相对增大，发生颅脑肿瘤时颅内压增高不明显易误诊。儿童颅内肿瘤伴颅内压增高时常掩盖肿瘤定位体征，易误诊为胃肠道疾病。

（二）定位症状与体征

颅内肿瘤可直接刺激、压迫和破坏邻近的脑组织及脑神经，出现神经系统定位症状和体征。如癫痫发作、进行性运动或感觉障碍、精神障碍、视力或视野障碍、语言障碍及共济运动失调等。症状和体征因肿瘤不同部位而异。

【辅助检查】

头部 CT 或 MRI 扫描是诊断颅内肿瘤的首选方法，结合二者的检查结果，不仅能明确诊断，而且能确定肿瘤的位置、大小及瘤周组织情况。CT 或 MRI 发现垂体腺瘤，需做血清内分泌激素测定以确诊。PET-CT 可早期发现肿瘤，判断脑肿瘤恶性程度。

【处理原则】

（一）非手术治疗

1. 降低颅内压

以缓解症状，为手术治疗争取时间。常用治疗方法有脱水、激素治疗、冬眠低温和脑脊液外引流等。

2. 放射治疗

适用于恶性脑瘤部分切除后辅助治疗及对放射治疗较敏感的颅内肿瘤。包括常规放射、立体定向放射及放射性核素内放射治疗等。

3. 化学治疗

逐渐成为重要的综合治疗手段之一。但在化学治疗过程中需防颅内压升高、肿瘤坏死出血及抑制骨髓造血功能等不良反应。

4. 其他治疗

如免疫、基因、光疗及中药等治疗方法，均在进一步探索中。

（二）手术治疗

是最直接、有效的方法。若肿瘤不能完全切除，可行内减压术、外减压术和脑脊液分流术等，以降低颅内压，延长生命。

**【护理评估】**

（一）术前评估

1. 健康史

（1）一般情况：评估病人的年龄、性别、职业、生活状态、营养状态、康复功能状况、生活自理状况等情况。了解本次发病的特点和经过。

（2）既往史：评估既往有无其他系统肿瘤、过敏性疾病、头部外伤、电磁辐射、接触神经系统致癌物和病毒感染等病史。

（3）家族史：评估家族中有无颅内和椎管内肿瘤病史。

2. 身体状况

（1）症状与体征：评估病人的生命体征、意识状态、瞳孔、肌力及肌张力、运动感觉功能等。询问起病方式，注意有无进行性颅内压增高及脑疝症状，有无神经系统定位症状和体征，如精神症状、癫痫发作、运动障碍、感觉障碍、失语、视野改变、视觉障碍、内分泌功能紊乱、小脑症状、各种脑神经功能障碍等，是否影响病人的自理能力及容易发生意外伤害。

（2）辅助检查：了解 CT、MRI 检查结果，以及血清内分泌激素的检测。

3. 心理-社会状况

了解病人及家属对疾病的认识和期望值，对手术治疗方法、目的和预后的认知程度，家属对病人的关心、支持程度，家庭对手术的经济承受能力。

（二）术后评估

评估病人手术方式、麻醉方式及术中情况；了解引流管放置位置是否正确，引流管是否通畅，引流量、颜色与性状等；观察有无并发症迹象；评估病人的心理-社会状况。

## 【常见护理诊断/问题】

### （一）自理缺陷

与肿瘤压迫导致肢体瘫痪及开颅手术有关。

### （二）潜在并发症

颅内出血、颅内压增高及脑疝、颅内积液和假性囊肿、中枢性高热、脑脊液漏、癫痫发作、尿崩症等。

## 【护理措施】

### （一）术前护理

1. 常规护理

卧床休息，抬高床头 $15°\sim30°$，以利颅内静脉回流，降低颅内压。改善全身营养状况，给予营养丰富、易消化食物，对于不能进食或有呛咳者，应鼻饲流质，必要时输液补充营养。避免剧烈咳嗽、用力排便，防止颅内压增高。便秘时可使用缓泻剂，禁止灌肠。经口鼻蝶窦入路手术者，术前需剃胡须、剪鼻毛。

2. 病情观察

严密观察有无生命体征改变、意识状态改变、有无颅内压增高及神经功能障碍等症状。注意有无脑疝的前驱症状和癫痫发作。

3. 安全护理

肢体无力或偏瘫者防止跌倒或坠床；对于存在意识障碍、躁动、癫痫发作等症状者，应采取相应措施，预防意外损伤；对于语言、视觉、听觉障碍、面瘫者，采取不同的沟通方法，及时了解病人需求，给予满足。

### （二）术后护理

1. 一般护理

（1）保持口腔清洁：经口鼻蝶窦入路手术者，术后应加强口腔护理。

（2）体位：幕上开颅术后病人应卧向健侧，幕下开颅术后早期宜取去枕侧卧或侧俯卧位，避免切口受压。经口鼻蝶窦入路术后取半卧位，以利伤口引流。后组脑神经受损、吞咽功能障碍者只能取侧卧位，以免口咽部分泌物误入气管。体积较大的肿瘤切除后，因颅腔留有较大空隙，24～48 小时内手术区应保持高位，以免突然翻动时脑和脑干移位，引起大脑上静脉撕裂、硬脑膜下出血或脑干功能衰竭。搬动病人或为其翻身时，应有人扶持头部使头颈部成一直线，防止头颈部过度扭曲或震动。

（3）饮食：术后第 2 日起可酌情给予流食，以后逐渐过渡到半流食、普食。颅后窝手术或听神经瘤手术后，因舌咽、迷走神经功能障碍而发生吞咽困难、饮水呛咳者，严禁经口进食，采用鼻饲供给营养，待吞咽功能恢复后逐渐练习进食。

2. 并发症的护理

（1）颅内出血：颅内出血是颅脑手术后最危险的并发症，多发生于术后24～48 小时内，病人表现为意识清醒后又逐渐嗜睡、反应迟钝甚至昏迷。术后应密切观察，一旦发现有颅内出血征象，应及时报告医师，并做好再次手术止血的准备。

（2）颅内压增高：主要原因是周围脑组织损伤、肿瘤切除后局部血流改变、术中牵拉所致脑水肿。术后密切观察生命体征、意识、瞳孔、肢体功能和颅内压的变化，遵医嘱给予甘露醇和地塞米松等，以降低颅内压。

（3）颅内积液或假性囊肿：颅内肿瘤术后，在残留的创腔内放置引流物，以引流手术残腔内的血性液体和气体，使残腔逐步闭合，减少局部积液或形成假性囊肿。护理时注意：①妥善放置引流瓶：术后早期，创腔引流瓶（袋）置于头旁枕上或枕边，高度与头部创腔保持一致，以保证创腔内一定的液体压力，避免脑组织移位。另外，创腔内暂时积聚的液体可稀释渗血、防止渗血形成血肿。当创腔内压力升高时，血性液仍可自行流出。术后 48 小时内，不可随意放低引流瓶，以免腔内液体被引流出致脑组织迅速移位，撕破大脑上静脉，引起颅内血肿。若术后早期引流量多，应适当抬高引流瓶（袋）。48 小时后，可将引流瓶（袋）略放低，以较快引流出腔内液体，减少局部残腔。②拔管：引流管放置3～4 日，一旦血性脑脊液转清，即可拔出引流管，以免形成脑脊液漏。

（4）脑脊液漏：注意伤口、鼻、耳等处有无脑脊液漏。经鼻蝶窦入路术后多见脑脊液鼻漏，应保持鼻腔清洁，严禁堵塞鼻腔，禁止冲洗，避免剧烈咳嗽，禁止从鼻腔吸痰或插胃管。若出现脑脊液漏，及时通知医师，并做好相应护理。

（5）尿崩症：主要发生于鞍上手术后，如垂体腺瘤、颅咽管瘤等手术涉及下丘脑影响血管升压素分泌所致。病人出现多尿、多饮、口渴，每日尿量大于4000ml，尿比重低于1.005。遵医嘱给予垂体后叶素治疗时，准确记录出入水量，根据尿量的增减和血清电解质的水平调节用药剂量。尿量增多期间，须注意补钾，每1000ml尿量补充1g氯化钾。

（6）其他并发症：如癫痫发作、术后感染、中枢性高热等并发症的护理。

3. 康复训练

术后早期开展康复训练，可减轻病人功能障碍的程度，提高生活质量。在生命体征稳定48小时后，在专科医师、护士或康复师的指导下病人可逐步进行防止关节挛缩的训练、足下垂的预防、吞咽功能训练、膀胱功能训练等。

（三）健康教育

1. 疾病预防

（1）休息与活动：适当休息，坚持锻炼（如散步、太极拳等），劳逸结合。

（2）心理指导：鼓励病人保持积极、乐观的心态，积极自理个人生活。

（3）合理饮食：多食高热量、高蛋白、富含纤维素、低脂肪、低胆固醇饮食，少食动物脂肪、腌制品；限制烟酒、浓茶、咖啡、辛辣等刺激性食物。

2. 疾病康复

神经功能缺损或肢体活动障碍者，可进行辅助治疗（高压氧、针灸、理疗、按摩等），加强肢体功能锻炼与看护，避免意外伤害。如：①肢体瘫痪：保持功能位，防止足下垂，瘫痪肢体各关节被动屈伸运动，练习行走，防止肌萎缩；②感觉障碍：禁用热水袋以防烫伤；③癫痫：不宜单独外出、登高、游泳、驾驶车辆及高空作业，随身带疾病卡；④听力障碍：尽量不单独外出，以免发生意外，必要时可配备助听器，或随身携带纸笔；⑤视力障碍：注意防止烫伤、摔伤等；⑥步态不稳：继续进行平衡功能训练，外出需有人陪同，以防摔伤；⑦面瘫、声音嘶哑：注意口腔卫生，避免食用过硬、不易咬碎或易致误吸的食物，不要用吸管进食或饮水，以免误入气管引起呛咳、窒息；⑧眼睑闭合不全者：遵医嘱按时滴眼药水，外出时需戴墨镜或眼罩保护，以防阳光和异物伤害，夜间睡觉时可用干净湿手帕覆盖或涂眼膏，以免眼睛干燥。

3. 疾病知识

（1）用药指导：遵医嘱按时、按量服药，不可突然停药、改药及增减药量，尤其是抗癫痫、抗感染、脱水剂、激素治疗，以免加重病情。

（2）及时就诊：原有症状如头痛、头晕、恶心、呕吐、抽搐、不明原因持续高热、肢体乏力、麻木、视力下降等加重时应及时就医。

（3）按时复诊：术后 3~6 个月后门诊复查 CT 或 MRI。

# 第二节　椎管内肿瘤

椎管内肿瘤又称脊髓肿瘤，包括脊髓、神经根、脊膜和椎管壁组织的原发和继发性肿瘤，约占原发性中枢神经系统肿瘤的 15%。可发生于任何年龄，以 20~50 岁多见；除脊膜瘤外，男性多于女性。肿瘤部位可见于椎管的任何节段，以胸段者最多，颈、腰段次之。根据肿瘤与脊髓、硬脊膜的关系，分为髓内肿瘤、髓外硬脊膜下肿瘤、硬脊膜外肿瘤 3 类，以髓外硬脊膜下肿瘤最常见，约占椎管内肿瘤 51%，多为良性。

**【临床表现】**

随肿瘤增大，脊髓和神经根受到进行性压迫和损害，病程可分为根性痛期、脊髓半侧损害期、不全截瘫期和截瘫期四个期。临床表现与肿瘤所在脊髓节段，肿瘤位于髓内或髓外，以及肿瘤性质相关。

（一）根性痛

脊髓肿瘤早期最常见症状，主要表现为神经根痛，疼痛部位与肿瘤所在平面的神经分布一致，咳嗽、打喷嚏和用力排便时加重，部分病人可出现夜间痛和平卧痛。

（二）感觉障碍

感觉纤维受压时表现为感觉减退和感觉错乱，被破坏后则感觉丧失。

（三）肢体运动障碍及反射异常

肿瘤压迫神经前根或脊髓前角，出现支配区肌群下位运动神经元瘫痪。肿瘤压迫脊髓，使肿瘤平面以下的锥体束向下传导受阻，表现为上位运动神经元瘫痪。

（四）自主神经功能障碍

最常见膀胱和直肠功能障碍。肿瘤平面以下躯体少汗或无汗，腰骶节段的肿瘤使膀胱反射中枢受损产生尿潴留，但当膀胱过度充盈后尿失禁。骶节以上脊髓受压时产生便秘，骶节以下脊髓受压时肛门括约肌松弛，发生稀粪不能控制流出。

（五）其他

髓外硬脊膜下肿瘤出血导致脊髓蛛网膜下隙出血。高颈段或腰骶段以下肿瘤，阻碍脑脊液循环和吸收，导致颅内压增高。

【辅助检查】

（一）实验室检查

脑脊液检查示蛋白质含量增加，在 5g/L 以上，但白细胞数正常，称蛋白细胞分离现象，是诊断椎管内肿瘤的重要依据。

（二）影像学检查

脊髓 MRI 检查是目前最有价值的辅助检查方法。脊柱 X 线、脊髓造影、CT等检查也可协助诊断。

【处理原则】

椎管内肿瘤的有效治疗方法是手术切除。良性椎管内肿瘤经手术全切后一般预后良好；恶性椎管内肿瘤经手术切除大部分并做充分减压后辅以放射治疗，可使病情得到一定程度的缓解。

**【护理措施】**

（一）缓解疼痛

了解并避免加重病人疼痛的因素，如指导病人采取适当体位，减少神经根刺激，以减轻疼痛。遵医嘱适当应用镇痛药。

（二）病情观察

注意病人的肢体感觉、运动及括约肌功能状况。对于肢体功能障碍者应注意满足其日常生活需求。

# 第六章 颈部疾病病人的护理

## 第一节 甲状腺疾病

### 一、甲状腺癌

甲状腺癌是最常见的甲状腺恶性肿瘤，约占全身恶性肿瘤的1%，是目前发病率增长最快的恶性肿瘤之一。除髓样癌外，大多数甲状腺癌起源于滤泡上皮细胞。

【病理】

（一）乳头状癌

约占成人甲状腺癌的70%和儿童甲状腺癌的全部。多见于21~40岁的中青年女性，低度恶性，生长缓慢，较早出现颈部淋巴结转移，预后较好。

（二）滤泡状癌

约占15%。多见于50岁左右妇女，中度恶性，发展较快，有侵犯血管倾向，33%可经血运转移至肺、肝、骨及中枢神经系统，预后不如乳头状癌。

（三）未分化癌

约占5%~10%。多见于70岁左右的老年人，高度恶性，发展迅速，约50%早期便有颈部淋巴结转移，或侵犯喉返神经、气管或食管，常经血运向肺、骨等远处转移，预后很差。

（四）髓样癌

仅占7%，常有家族史。来源于滤泡旁细胞（C细胞），可分泌大量降钙素。

恶性程度中等，可经淋巴结转移和血运转移，预后不如乳头状癌及滤泡状癌，但较未分化癌预后好。

其中，乳头状癌和滤泡状癌均属于分化型甲状腺癌。

**【临床表现】**

（一）甲状腺肿大或结节

乳头状癌和滤泡状癌初期多无明显症状，前者有时可因颈部淋巴结肿大而就诊。淋巴结肿大最常见于颈深上、中、下淋巴结，体表可触及。随着病程进展，肿块逐渐增大、质硬、可随吞咽上下移动，吞咽时肿块移动度变小。髓样癌除有颈部肿块表现外，因其能产生激素样活性物质（5-羟色胺和降耗素等），还可导致病人出现腹泻、心悸、颜面潮红、多汗和血钙降低等类癌综合征。合并家族史者，可能存在内分泌失调表现。

（二）压迫症状

随着病情进展，肿块迅速增大，压迫周围组织，可产生一系列症状。特别是未分化癌，上述症状发展迅速，并侵犯周围组织。晚期癌肿增大压迫气管，使气管移位，可产生不同程度的呼吸障碍；癌肿侵犯气管可导致呼吸困难或咯血；癌肿压迫或浸润食管，可引起吞咽困难；癌肿侵犯喉返神经可出现声音嘶哑；交感神经受压则可出现 Horner 综合征；颈丛浅支受侵犯时，病人可有耳、枕、肩等处疼痛。

（三）远处转移症状

乳头状癌颈部淋巴结转移灶发生率高、出现早、范围广、发展慢、可有囊性变。滤泡状癌易发生远处转移，以血行转移为主，常转移至肺和骨。颈部淋巴结转移在未分化癌发生较早，可出现颈部淋巴结肿大，有少部分病人甲状腺肿块不明显，而因转移灶就医时，应考虑甲状腺癌的可能；远处转移多见于扁骨（颅骨、椎骨、胸骨、盆骨等）和肺。

## 【辅助检查】

### (一) 影像学检查

1. 超声检查

是分化型甲状腺癌的首选诊断方法。可区分结节的良性、恶性，结节若为实体性并呈不规则反射，则恶性可能大。

2. X 线检查

胸部及骨骼摄片可了解有无肺、纵隔及骨转移；颈部摄片可了解有无气管受压、移位及肿瘤内钙化灶。若甲状腺部位出现细小的絮状钙化影，可能为癌。

3. CT/MRI

适用于有压迫症状的肿物、巨大结节或胸骨后甲状腺结节者，能清楚界定病变范围及淋巴结转移灶。

### (二) 实验室检查

1. 细针穿刺细胞学检查

适用于直径超过 1cm 的所有甲状腺结节，是术前诊断甲状腺癌灵敏度和特异性较高的方法，此诊断的正确率可高达 80% 以上。

2. 血清降钙素测定

有助于诊断髓样癌。

### (三) 放射性核素扫描

直径>1cm 且伴有血清 TSH 降低的甲状腺结节，应行甲状腺$^{131}$I 或$^{99m}$Tc 核素显像，以判断结节是否有自主摄取功能。甲状腺癌$^{131}$I 或$^{99m}$Tc 扫描多提示为冷结节，边缘一般较模糊。

## 【处理原则】

手术切除是各型甲状腺癌（除未分化癌外）的基本治疗方法。根据病人情况再辅以放射性核素治疗、内分泌及放射外照射等疗法。

（一）非手术治疗

（1）放射性核素治疗：甲状腺组织和分化型甲状腺癌细胞具有摄$^{131}$I 的功能，利用$^{131}$I 发射出的 β 射线的电离辐射生物效应的作用可破坏甲状腺组织和癌细胞，从而达到治疗目的。适用于 45 岁以上高危乳头状癌、滤泡状癌接受甲状腺全切术后者。

（2）内分泌治疗：甲状腺癌做全/近全切除者$^{131}$I 治疗后均应及时、长期、足量地接受 TSH 抑制治疗，预防甲状腺功能减退。治疗药物首选左甲状腺素（L–T$_4$）口服制剂。L–T$_4$ 的起始剂量视病人年龄和伴发疾病情况而异，最终剂量的确定有赖于血清 TSH 的监测，并以保持 TSH 低水平但不引起甲亢为原则。

（3）放射外照射治疗：是一种采用高能量的射线来杀死颈部或者癌灶转移部位的癌细胞的疗法。主要用于未分化型甲状腺癌。

（二）手术治疗

包括甲状腺本身的切除及颈部淋巴结的清扫。甲状腺本身的切除主要有甲状腺全/近全切除术和甲状腺腺叶加峡部切除术等方式。目前，分化型甲状腺癌甲状腺的切除范围虽有分歧，但最小范围为腺叶切除已达成共识。而对肿瘤直径1~4cm 者，即可行甲状腺腺叶+峡部切除术，也可做甲状腺全/近切除术。手术方式的选择，需结合术前评估、复发危险度和病人意愿综合考虑。其疗效与肿瘤的病理类型有关，并应根据病情及病理类型决定是否加行颈部淋巴结清扫术或放射性碘治疗等。

**【护理评估】**

（一）术前评估

1. 健康史

（1）一般情况：包括年龄、性别、文化程度等。

（2）既往史：了解有无结节性甲状腺肿或其他自身免疫性疾病史；有无童年放射线接触史；有无其他部位的肿块和手术治疗史；有无其他伴随症状：如糖尿病、高血压、心脏病史等。

（3）家族史：了解家族中有无甲状腺相关疾病患病史。

2.　身体状况

（1）症状与体征：①局部：评估肿块与吞咽运动的关系；肿块的大小、性状、质地和活动度；肿块的生长速度；肿块为单发或多发；颈部有无肿大淋巴结。②全身：评估有无侵犯周围组织，产生压迫症状，如呼吸困难、吞咽困难、声音嘶哑、Horner 综合征等；有无颈部淋巴结转移和远处转移，腹泻、心悸、颜面潮红、多汗和血钙降低等类癌综合征；有无内分泌失调表现。

（2）辅助检查：了解有无颈部超声、X 线、CT、甲状腺摄$^{131}$I 率或扫描、细针穿刺细胞学检查及血清_ 素测定等的异常发现。

3.　心理-社会状况

了解病人及家属对疾病及手术的认知及接受程度；是否存在因害怕手术、担心预后而产生的焦虑、恐惧等心理情绪变化；了解朋友及家属对病人的关心、支持程度、家庭经济状况及承受能力；了解病人及家属对术后康复知识的了解程度。

（二）术后评估

1.　术中情况

了解麻醉方式与效果、手术种类及病灶处理情况、术中出血与补液、输血情况。

2.　身体状况

（1）一般情况：评估病人呼吸道是否通畅，呼吸的节律、频率，发音状况，生命体征是否平稳，神志是否清楚。

（2）伤口与引流管情况：评估病人切口敷料是否干燥，伤口引流管是否通畅，是否固定牢固，注意观察引流液的颜色、性状、量。

（3）并发症发生情况：了解病人是否出现术后常见并发症，如呼吸困难和窒息、吞咽困难、喉返神经损伤、喉上神经损伤和甲状腺功能减退等。

3.　心理-社会状况

了解病人有无紧张；功能锻炼和早期活动是否配合；对出院后的继续治疗是否清楚。

## 【常见护理诊断/问题】

### （一）清理呼吸道无效

与咽喉部及气管受刺激、分泌物增多及切口疼痛有关。

### （二）恐惧

与颈部肿块性质不明、担心手术及预后有关。

### （三）潜在并发症

呼吸困难和窒息、吞咽困难、喉返神经损伤、喉上神经损伤及甲状腺功能减退等。

## 【护理目标】

1. 病人有效清除呼吸道分泌物，保持呼吸道通畅。
2. 病人主诉恐惧减轻，舒适感增加，积极配合治疗。
3. 病人术后未发生并发症，或并发症得到及时发现和处理。

## 【护理措施】

### （一）术前护理

1. 心理护理

加强沟通，告知病人甲状腺癌的有关知识，说明手术的必要性、手术的方法、术后恢复过程及预后情况，消除其顾虑和恐惧；了解其对疾病的感受、认知和对拟行治疗方案的理解。

2. 术前适应性训练

术前教病人练习头颈过伸位，每日数次，以适应术中体位变化。指导病人学会深呼吸、有效咳嗽的方法，以保持呼吸道通畅。

3. 术前准备

必要时，为病人剃除耳后毛发，以便行颈部淋巴结清扫术。术前晚遵医嘱予以镇静安眠类药物，使其身心处于接受手术的最佳状态。

## （二）术后护理

### 1. 体位和引流

术后取平卧位，待血压平稳或全麻清醒后取半卧位，以利于呼吸和引流。指导病人在床上变换体位、咳嗽时可用手固定颈部以减少震动。切口常规放置橡皮片或胶管引流24～48小时，注意观察引流液的量和颜色，保持引流通畅，及时更换切口处敷料，评估并记录出血情况。

### 2. 饮食与营养

术后清醒病人，可给予少量温水或凉水。若无呛咳、误咽等不适，可逐步给予便于吞咽的微温流质饮食，以免食物过热引起手术部位血管扩张，加重切口渗血。再逐步过渡到半流质和软食。甲状腺手术对胃肠道功能影响很小，只是在吞咽时感觉疼痛不适，应鼓励病人少量多餐，加强营养，促进康复。必要时遵医嘱静脉补充营养和水电解质。

### 3. 保持呼吸道通畅

注意避免引流管阻塞导致颈部出血形成血肿压迫气管而引起呼吸不畅。鼓励和协助病人进行深呼吸和有效咳嗽，必要时进行超声雾化吸入，使痰液稀释易于排出。因切口疼痛而不敢或不愿意咳嗽排痰者，遵医嘱适当给予镇痛药。

### 4. 并发症的护理

密切监测呼吸、体温、脉搏和血压的变化，观察病人发音和吞咽情况，及早发现术后并发症，并通知医师，配合抢救。

（1）呼吸困难和窒息：是最危急的并发症，多发生于术后48小时内。

①原因：a. 出血及血肿压迫气管：多因手术时止血（特别是腺体断面止血）不完善，偶尔为血管结扎线滑脱所引起；b. 喉头水肿：主要是手术创伤所致，也可因气管插管引起；c. 气管塌陷：是气管壁长期受肿大甲状腺压迫，发生软化，切除甲状腺体的大部分后软化的气管壁失去支撑的结果；d. 声带麻痹：由双侧喉返神经损伤导致。

②表现：病人出现呼吸频率增快，呼吸费力，出现三凹征，甚至窒息死亡。

③护理：a. 对于血肿压迫所致呼吸困难，若出现颈部疼痛、肿胀，甚至颈

部皮肤出现瘀斑者，应立即返回手术室，在无菌条件下拆开伤口。如病人呼吸困难严重，已不允许搬动，则应在床边拆开缝线，消除血肿，严密止血，必要时行气管切开。b. 轻度喉头水肿者无须治疗，中度者应嘱其不说话，可采用皮质激素做雾化吸入，静脉滴注氢化可的松 300mg/d；严重者应紧急做环甲膜穿刺或气管切开。气管软化者一般不宜行气管切开。

（2）喉返神经损伤：发生率约为 0.5%。

①原因：多数系手术直接损伤，如神经被切断、扎住、挤压或牵拉等，少数为术后血肿压迫或瘢痕组织牵拉所致。

②表现：一侧喉返神经损伤可由健侧向患侧过度内收而代偿，但不能恢复原音色；双侧喉返神经损伤可导致失声或严重的呼吸困难，甚至窒息。

③护理：①钳夹、牵拉或血肿压迫所致损伤多为暂时性，经理疗等及时处理后，一般在 3~6 个月内可逐渐恢复。②严重呼吸困难时立即气管切开。

（3）喉上神经损伤

①原因：多在处理甲状腺上及时损伤喉上神经内支（感觉）或外支（运动）所致。

②表现：若损伤外支，可使环甲肌瘫痪，引起声带松弛、声调降低、无力；损伤内支，则使咽喉黏膜感觉丧失，病人进食特别是进水时，丧失喉部的反射性咳嗽，易引起误咽或呛咳。

③护理：一般经理疗后可自行恢复。

（4）甲状旁腺功能减退

①原因：多系手术时甲状旁腺被误切、挫伤或其血液供应受累，导致甲状旁腺功能低下、血钙浓度下降、神经肌肉应激性显著提高，引起手足抽搐。

②表现：多数病人临床表现不典型，起初仅有面部、唇部或手足部的针刺感、麻木感或强直感，症状轻且短暂，经 2~3 周，未损伤的甲状旁腺增生、代偿后症状可消失。严重者可出现面肌和手足伴有疼痛的持续性痉挛，每日多次发作，每次持续 10~20 分钟或更长，甚至可发生喉和膈肌痉挛，引起窒息而死亡。

③护理：a. 预防的关键在于切除甲状腺时注意保留腺体背面的甲状旁腺；b. 一旦发生应适当限制肉类、乳品和蛋类等食品，因其含磷较高，影响钙的吸收；c. 严重低血钙、手足抽搐时，立即遵医嘱予以 10% 葡萄糖酸钙或氯化钙 10ml 缓慢静脉推注，可重复使用；症状轻者可口服及静脉注射钙剂，并同时服

用维生素 $D_2$ 或 $D_3$，5万~10万 U/d，并定期监测血清钙浓度，以调节钙剂的用量。

### (三) 健康教育

1. 功能锻炼

卧床期间鼓励病人床上活动，促进血液循环和切口愈合。头颈部在制动一段时间后，可开始逐步练习活动，促进颈部功能恢复。颈部淋巴结清扫术者，斜方肌存在不同程度受损，故切口愈合后还应开始肩关节的功能锻炼，随时注意保持患侧高于健侧，以防肩下垂。功能锻炼应至少持续至出院后3个月。

2. 心理调适

不同病理类型的甲状腺癌预后有明显差异，指导病人调整心态，积极配合后续治疗。

3. 后续治疗

指导甲状腺全/近全切除者遵医嘱坚持服用甲状腺素制剂，预防肿瘤复发。术后遵医嘱按时行放射治疗等。

4. 定期复诊

教会病人自行检查颈部，若发现结节、肿块等异常及时就诊。出院后定期复诊，检查颈部、肺部及甲状腺功能等。

### 【护理评价】

通过治疗与护理，病人是否：①术后能有效咳嗽、及时清除呼吸道分泌物，保持呼吸道通畅；②能正确认识疾病和手术，恐惧减轻；③并发症得以预防，或得到及时发现和处理。

## 二、甲状腺功能亢进

甲状腺功能亢进简称甲亢，是由各种原因引起循环中甲状腺素异常过多而出现以全身代谢亢进为主要特征的疾病。

## 【分类】

### （一）原发性甲亢

最常见，约占 85%~90%，以 20~40 岁女性多见。病人在出现甲状腺肿大的同时出现功能亢进症状，表现为腺体弥漫性、两侧对称性肿大，常伴有眼球突出，故又称"突眼性甲状腺肿"。可伴腔前黏液性水肿。

### （二）继发性甲亢

较少见，年龄多在 40 岁以上。如继发于结节性甲状腺肿的甲亢，病人先有结节性甲状腺肿多年，以后逐渐出现功能亢进症状。腺体呈结节性肿大，两侧不对称，无眼球突出，容易发生心肌损害。

### （三）高功能腺瘤

少见，甲状腺内有单个或多个自主性高功能结节，无突眼，结节周围的甲状腺组织呈萎缩改变。放射性碘扫描显示结节的聚碘量增加，呈现"热结节"。

## 【病因与病理】

目前认为原发性甲亢是一种自身免疫性疾病，其淋巴细胞产生的两类 G 类免疫球蛋白，即"长效甲状腺素"和"甲状腺刺激免疫球蛋白"，能抑制垂体前叶分泌 TSH，并与甲状腺滤泡壁细胞膜上的 TSH 受体结合，导致甲状腺分泌大量甲状腺素。继发性甲亢和高功能腺瘤的发病原因也未完全明确，病人血中长效甲状腺刺激激素等的浓度不高，可能与结节本身自主性分泌紊乱有关。

甲亢病人甲状腺病理学改变主要表现为甲状腺腺体内血管增多、扩张，淋巴细胞浸润；滤泡壁细胞多呈高柱状增生，并形成乳头状突起伸入滤泡腔内，腔内胶质减少。

## 【临床表现】

轻重不一，典型表现有甲状腺素分泌过多综合征、甲状腺肿及眼征 3 大主要症状。

（一）甲状腺素分泌过多综合征

由于甲状腺素分泌过多和交感神经兴奋，病人可出现高代谢综合征和各系统功能受累，表现为性情急躁、易激惹、失眠、双手颤动、疲乏无力、怕热多汗、皮肤潮湿；食欲亢进却体重减轻，肠蠕动亢进和腹泻；月经失调和阳痿；心悸、脉快有力（脉率常在100次/分以上，休息与睡眠时仍快）脉压增大。其中脉率增快及脉压增大常作为判断病情程度和治疗效果的重要指标。合并甲状腺功能亢进性心脏病时，出现心律失常、心脏肥大和心力衰竭。少数病人伴有胫前黏液性水肿。

（二）甲状腺肿大

呈弥漫性、对称性，质地不等，无压痛，多无局部压迫症状。甲状腺扪诊可触及震颤，听诊时可闻及血管杂音。

（三）眼征

可分为单纯性突眼（与甲亢时交感神经兴奋性增高有关）和浸润性突眼（与眶后组织的自身免疫炎症有关）。典型者双侧眼球突出、睑裂增宽。严重者上下眼睑难以闭合，甚至不能盖住角膜；瞬目减少；眼睛向下看时上眼睑不能随眼球下闭；上视时无额纹出现；两眼内聚能力差；甚至伴眼睑肿胀、结膜充血水肿等。

**【辅助检查】**

（一）基础代谢率测定

用基础代谢率测定器测定，较可靠。临床上常根据脉压和脉率计算，计算公式为：基础代谢率（%）＝（脉率+脉压）－111。正常值为±10%，+20%～+30%为轻度甲亢，+30%～+60%为中度甲方，+60%以上为重度甲亢。须在清晨、空腹和静卧时测定。

（二）实验室检查

（1）血清促甲状腺素（TSH）测定：国际上公认的诊断甲亢的首选指标，可作为单一指标进行甲亢筛查。一般甲亢病人 TSH<0.1mIU/L。但垂体性甲亢 TSH 不降低或升高；

（2）血清 $T_3$、$T_4$ 含量测定：甲亢时 $T_3$ 上升较早而快，约高于正常值的 4 倍；$T_4$ 上升则较迟缓，仅高于正常的 2.5 倍，故测定 $T_3$ 对甲亢的诊断具有较高的敏感性。

### （三）甲状腺摄 $^{131}$I 率测定

正常甲状腺 24 小时内摄取的 $^{131}$I 量为总入量的 30%～40%，若两小时内甲状腺摄 $^{131}$I 超过 25%，或 24 小时内超过 50%，且吸收 $^{131}$I 高峰提前出现，都表示有甲亢，但不反映甲亢的严重程度。

### （四）甲状腺核素静态显像

对多结节性甲状腺肿伴甲亢和自主高功能腺瘤诊断意义较大。

## 【处理原则】

### （一）非手术治疗

主要包括放射性 $^{131}$I 治疗和抗甲状腺药物治疗。与其他治疗方法相比，放射性 $^{131}$I 治疗整体有效率和价格效益比较高。目前，由于 $^{131}$I 治疗病例增加，手术治疗病例在逐渐减少。

### （二）手术治疗

手术是治疗甲亢的有效疗法，长期治愈率达 95% 以上，手术死亡率低于 1%。主要缺点是有一定的并发症和约 4%～5% 的病人术后复发，也有少数病人术后发生甲状腺功能减退。手术方式首选甲状腺全/近全切除术。

1. 适应证

（1）继发性甲亢或高功能腺瘤；

（2）中度以上的原发性甲亢；

（3）腺体较大，伴有压迫症状或胸骨后甲状腺肿；

（4）抗甲状腺药物或 $^{131}$I 治疗后复发者；

（5）妊娠早、中期的甲亢病人具有上述指征者，应考虑手术治疗。

2. 禁忌证

（1）青少年病人；

（2）症状较轻者；

（3）老年病人或具有严重器质性疾病不能耐受手术治疗者。

**【护理措施】**

（一）术前护理

1. 休息

保持病房安静，指导病人减少活动，适当卧床以减少体力消耗。

2. 饮食护理

给予高热量、高蛋白质和富含维生素的食物，加强营养支持，纠正负氮平衡，保证术前营养，给予足够的液体摄入以补充出汗等丢失的水分，但有心脏疾病的病人应避免大量摄入水分，以防肺水肿和心力衰竭。禁用对中枢神经有兴奋作用的浓茶、咖啡等刺激性饮料，戒烟、酒，勿进食富含粗纤维的食物以免增加肠蠕动而导致腹泻。

3. 心理护理

多与病人交谈，消除顾虑和恐惧心理，避免情绪激动。精神过度紧张或失眠者，适当应用镇静剂或安眠药物。

4. 用药护理

术前通过药物降低基础代谢率是甲亢病人手术准备的重要环节，通常有 4 种方法。

（1）单用碘剂。①常用的碘剂与用法：复方碘化钾溶液口服，3 次/日，从 3 滴/次开始，逐日每次增加 1 滴，至 16 滴/次为止，然后维持此剂量。服药 2~3 周后甲亢症状得到基本控制，表现为病人情绪稳定，睡眠好转，体重增加，脉率稳定在每分钟 90 次以下，脉压恢复正常，基础代谢率+20% 以下，便可进行手术。②碘剂的作用：抑制蛋白水解酶，减少甲状腺球蛋白的分解，逐渐抑制甲状腺素的释放，有助避免术后甲状腺危象的发生。但由于碘剂不能抑制甲状腺素的合成，一旦停服，贮存于甲状腺滤泡内的甲状腺球蛋白大量分解，将使甲亢症状重新出现甚至加重。因此，不准备施行手术治疗的甲亢病人不宜服用碘剂。

（2）硫脲类药物加用碘剂。先用硫脲类药物，一般用药 2~4 个月，待甲亢症状控制后停药，再用碘剂 2 周左右后手术。由于硫脲类药物能使甲状腺肿大充血，手术时极易发生出血，增加手术困难和危险；而碘剂能减少甲状腺的血流量，减少腺体充血，使腺体缩小变硬，因此服用硫脲类药物后必须加用碘剂。

（3）碘剂加用硫脲类药物后再加用碘剂。少数病人服碘剂 2 周后症状改善不明显，可加服硫脲类药物，待甲亢症状基本控制、停用硫脲类药物后再继续单独服用碘剂 1~2 周后手术。在此期间应严密观察用药效果与不良反应。

（4）普萘洛尔。能控制甲亢症状，且用药后不引起腺体充血，有利于手术操作，缩短术前准备时间，但病人体内甲状腺素并不降低。一般认为可用于甲亢症状不严重、腺体体积不太大、不存在心律失常者，以及经上述方法处理后心率减慢不显著者，或硫脲类药物应用后副作用大者。用法：剂量从 60mg/d 开始，6小时一次，剂量逐日增加，随心率而调节，一般至 160mg/d，服药 4~7 日后待心率降至正常，方可手术。由于普萘洛尔在体内半衰期不到 8 小时，故于手术前1~2 小时必须再口服一次。术后继续服用 4~7 日。术前不用阿托品，以免引起心动过速。哮喘病人及心动过缓者禁用。

5. 突眼护理

突眼者注意保护眼睛，常滴眼药水。外出戴墨镜或眼罩以免强光、风沙及灰尘刺激；睡前用抗生素眼膏敷眼，戴黑眼罩或以油纱布遮盖，以免角膜过度暴露后干燥受损，发生溃疡。

6. 术前适应性训练

指导病人练习头颈过伸位、深呼吸、咳嗽等。

（二）术后护理

1. 体位和引流术

后取平卧位；待麻醉清醒、血压平稳后取半卧位，以利呼吸和引流。

2. 保持呼吸道通畅

预防肺部并发症。

3. 特殊药物的应用

甲亢病人术后继续服用复方碘化钾溶液，由 3 次/日，16 滴/次开始，逐日每次减少 1 滴，直至病情平稳。遵医嘱术后口服甲状腺素，每日 30~60mg，连服6~12 个月，以抑制促甲状腺素的分泌和预防复发。

4. 并发症的护理

除与甲状腺癌相似并发症外，还可能出现甲状腺危象。

（1）原因：甲状腺危象多与术前准备不足、甲亢症状未能很好控制及手术应激有关。

（2）表现：术后 12~36 小时内出现高热（>39℃）、心率增快（>120~140次/分），可出现烦躁不安、谵妄，甚至昏迷，也可表现为神志淡漠、嗜睡、呕吐、腹泻，以及全身红斑及低血压。

（3）护理：预防的关键在于术前应准备充分、完善，使血清甲状腺素水平及基础代谢率降至正常范围后再手术。术后早期加强巡视和病情观察，一旦发现病人出现甲状腺危象，立即通知医师予以处理：①碘剂：口服复方碘化钾溶液3~5ml，紧急时将 10%的碘化钠 5~10ml 加入 10%葡萄糖 500ml 中静脉滴注，以降低循环血液中甲状腺素水平；②氢化可的松：每日 200~400mg，分次静脉滴注，以拮抗应激反应；③肾上腺素能阻滞药：利血平 1~2mg，肌内注射；或普萘洛尔 5mg，加入葡萄糖溶液 100ml 中静脉滴注，以降低周围组织对甲状腺素的反应；④镇静剂：常用苯巴比妥钠 100mg，或冬眠合剂 II 号半量肌内注射，每 6~8小时 1 次；⑤降温：用退热、冬眠药物或物理降温等综合措施，保持体温在 37℃左右；⑥静脉大量输入葡萄糖溶液；⑦氧气吸入：减轻组织缺氧；⑧心力衰竭者，加用洋地黄制剂。

（三）健康教育

1. 康复指导

指导病人正确面对疾病，自我控制情绪，保持心情愉快。合理安排休息与饮食，维持机体代谢需求。鼓励病人学会自我护理方法，促进康复。

2. 用药指导

告知甲亢术后继续服药的重要性并督促执行。教会病人正确服用碘剂的方法，如指导病人于饭后用冷开水将碘剂稀释后服用，或在用餐时将碘剂滴在饼干、馒头等食物上一同服用，以保证剂量正确，减轻胃肠道不良反应。

3. 复诊指导

指导病人定期至门诊复查，以了解甲状腺的功能，出现心悸、手足震颤、抽搐等症状及时就诊。

### 三、单纯性甲状腺肿

单纯性甲状腺肿又称地方性甲状腺肿，是由于机体缺碘、存在致甲状腺肿物质或甲状腺素合成酶缺陷所致的代偿性甲状腺肿大，不伴有明显的甲状腺功能亢进或减退。

【病因】

病因主要分为 3 类。

（一）甲状腺素原料（碘）缺乏

环境缺碘是主要因素。高原、山区土壤中的碘盐被冲洗流失，以致饮水和食物中含碘量不足。碘的摄入不足导致无法合成足够的甲状腺素，从而反馈性地引起垂体 TSH 分泌增高并刺激甲状腺增生和代偿性肿大。

（二）甲状腺素需要量增高

青春发育期、妊娠期或绝经期的妇女，对甲状腺素的需要量暂时性升高所致，是一种生理现象，常在成年或妊娠结束后自行缩小。

（三）甲状腺合成和分泌障碍

患者发生甲状腺合成和分泌障碍。

【临床表现】

（一）甲状腺肿大或颈部肿块

女性多见，一般无全身症状。甲状腺不同程度肿大，随吞咽上下活动。早期，甲状腺呈对称、弥漫性肿大，腺体表面光滑，质地柔软。随后，在肿大腺体的一侧或两侧可扪及多个（或单个）结节，常年存在，增长缓慢。囊肿样变的结节并发囊内出血时，结节可迅速增大。结节性甲状腺肿可继发甲亢，可也发生恶变。

（二）压迫症状

甲状腺不同程度的肿大和肿大结节对周围器官引起的压迫症状是本病的主要临床表现。常见的为压迫气管、食管和喉返神经，出现气管弯曲、移位和呼吸道狭窄影响呼吸。开始只在剧烈活动时感觉气促，发展严重时甚至休息睡觉也有呼吸困难。受压过久还可使气管软骨变形、软化。少数喉返神经或食管受压者可出现声音嘶哑或吞咽困难。

病程久、体积巨大的甲状腺肿，可下垂至颈下胸骨前方。甲状腺肿向胸骨后延伸生长形成胸骨后甲状腺肿，易压迫气管和食管，还可压迫颈深部大静脉，引起头颈部静脉回流障碍，出现面部青紫、肿胀及颈胸部表浅静脉怒张。

【辅助检查】

（一）影像学检查

超声检查为首选检查方法，可确定有无结节和检测到 1cm 以下的小结节；X线检查有助于发现不规则的胸骨后甲状腺肿及钙化的结节，还可确定有无气管受压、移位、软化及狭窄的程度；CT 对于胸骨后甲状腺肿有较高的诊断价值。

（二）甲状腺摄[131]I 率测定

缺碘性甲状腺肿可出现摄碘量增高，但吸碘高峰一般正常。

（三）细针穿刺细胞学检查

是术前评价甲状腺结节良恶性最有效的方法。

## 【处理原则】

### (一) 非手术治疗

生理性甲状腺肿的病人，可不予药物治疗，宜多食含碘丰富的食物，如海带、紫菜等。对于20岁以前的弥漫性单纯甲状腺肿病人，不宜手术治疗，可给予小量甲状腺素或左甲状腺素片以抑制腺垂体 TSH 分泌，缓解甲状腺增生和肿大。

### (二) 手术治疗

手术方式多采用甲状腺次全切除术。有以下情况时，应及时行手术治疗：①压迫气管、食管或喉返神经而引起临床症状者；②胸骨后甲状腺肿；③巨大甲状腺肿影响生活和工作者；④结节性甲状腺肿继发有功能亢进者；⑤结节性甲状腺肿疑有恶变者。

## 【护理措施】

### (一) 非手术治疗病人的护理

**1. 一般护理**

嘱病人注意劳逸结合，适当休息。多食海带、紫菜等海产品及含碘丰富的食物，避免过多食用卷心菜、萝卜、菠菜、花生等抑制甲状腺激素合成的食物。

**2. 病情观察**

观察病人甲状腺肿大的程度、质地、有无结节及压痛，颈部增粗的进展情况及有无局部压迫表现等。

**3. 用药护理**

碘缺乏者，嘱病人遵医嘱准确、长期补充碘剂，并注意观察药效及不良反应。致甲状腺肿物质所致者，停用后一般可自行消失。生理性甲状腺肿大多可自行消退。

**4. 心理护理**

及时向病人解释及宣教病因及防治知识，告知病人补碘等治疗后甲状腺肿可逐渐缩小或消失，通过心理支持帮助病人缓解精神压力，树立信心。

### （二）手术前后的护理

见甲状腺癌病人的护理内容。

### （三）健康教育

1. 饮食指导

应在甲状腺肿流行地区推广加碘食盐；鼓励病人多进食含碘丰富的食物，如海带、紫菜等。

2. 防治指导

妊娠期、哺乳期、成长发育期应增加碘的摄入。

## 四、甲状腺腺瘤

甲状腺腺瘤是最常见的甲状腺良性肿瘤。多见于 20～30 岁年轻人，女性较多。病理上可分为滤泡状和乳头状囊性腺瘤两种。前者多见，周围有完整的包膜；后者少见，且不易与乳头状腺癌区分。

### 【临床表现】

腺瘤多为单发，呈圆形或椭圆形，局限在一侧腺体内，表面光滑，稍硬，无压痛，边界清楚，随吞咽上下移动。腺瘤生长缓慢，多数病人无不适症状。腺瘤发生囊内出血时，肿瘤可在短期内迅速增大，局部出现胀痛。

### 【辅助检查】

### （一）超声检查

可发现甲状腺肿块；伴囊内出血时，提示囊性变。

### （二）放射性$^{131}$I 或扫描

多呈温结节，伴囊内出血时可为冷结节或凉结节，边缘一般较清晰。

**【处理原则】**

甲状腺腺瘤有诱发甲方（约20%）和恶变（约10%）的可能，原则上应早期行包括腺瘤的患侧甲状腺大部或部分（腺瘤小）切除。切除标本必须立即行冷冻切片检查，以判定有无恶变。

**【护理措施】**

参见甲状腺癌病人的护理。

# 第二节　颈部常见肿块

颈部肿块可以是颈部或非颈部疾病的共同表现。据统计，恶性肿瘤、甲状腺疾病及炎症、先天性疾病和良性肿瘤各占颈部肿块的1/3。

**【病因及分类】**

（一）颈部淋巴结结核

结核分枝杆菌大多经扁桃体、龋齿侵入，近5%继发于肺和支气管结核病变，并在人体抵抗力低下时发病。近年来，发病有增加趋势。

（二）炎症

急、慢性淋巴结炎、涎腺炎、软组织化脓性感染等。

（三）肿瘤

①原发性肿瘤：良性肿瘤有甲状腺腺瘤、舌下囊肿、血管瘤等；恶性肿瘤有甲状腺癌、恶性淋巴瘤、涎腺瘤、恶性神经源性肿瘤等；②转移性肿瘤：原发病灶多在口腔、鼻咽部、喉、甲状腺、食管、肺、乳房、消化道、女性生殖系统等处。

（四）先天性畸形

甲状腺舌管囊肿或瘘、胸腺咽管囊肿或瘘、囊状淋巴管瘤（囊状水瘤）、颏下皮样囊肿等。

颈部各区常见肿块类型详见表6-1。

表6-1 颈部各区常见肿块

| 部位 | 单发性肿块 | 多发性肿块 |
|---|---|---|
| 下颏下区 | 颌下腺良恶性肿瘤 | 急、慢性淋巴结炎 |
| 颈前正中区 | 甲状舌管囊肿、各种甲状腺疾病 | |
| 颈侧区 | 胸腺咽管蠹肿、甭状淋巴管瘤、颈动脉体瘤、血管瘤，神经鞘瘤 | 急、慢性淋巴结炎、淋巴结结核、转移性肿瘤、恶性淋巴瘤 |
| 锁骨上窝 | | 转移性肿瘤、淋巴结结核 |
| 颈后区 | 纤维瘤、脂肪瘤 | 急、慢性淋巴结炎 |
| 腮腺区 | 腮腺炎、腮腺混合瘤或癌 | |

**【临床表现】**

(一) 颈部淋巴结结核

多见于儿童和青年。表现为颈部一侧或双侧出现多个大小不等的肿大淋巴结，一般位于胸锁乳突肌的前、后缘。初发时肿大的淋巴结较硬，无痛，可推动。病情继续发展，发生淋巴结周围炎，使淋巴结与皮肤和周围组织发生粘连；各个淋巴结也可相互粘连，融合成团，形成不易推动的结节性肿块。晚期，淋巴结发生干酪样坏死、液化，形成寒性脓肿，破溃后形成经久不愈的窦道或慢性溃疡。少数病人有低热、盗汗、食欲缺乏、消瘦等全身中毒症状，实验室检查示血红细胞沉降率加快，淋巴结穿刺或切片病理学检查有助于诊断。

(二) 慢性淋巴结炎

常继发于头、面、颈部的炎性病灶，肿大的淋巴结常散见于颈侧区或颌下、颏下区，略硬、表面光滑、能活动，可有不同程度的红、肿、热、痛表现。应注意从肿大淋巴结的淋巴接纳区域寻找原发病灶，并与恶性病变鉴别，必要时切除肿大的淋巴结做病理检查。

### （三）转移性肿瘤

约占颈部恶性肿瘤的 3/4，在颈部肿块发病率中仅次于慢性淋巴结炎和甲状腺疾病。肿瘤来源最常见为鼻咽癌和甲状腺癌的转移，锁骨上窝转移性肿瘤的原发病灶大多位于胸腹部（肺、纵隔、乳房、胃肠道、胰腺等）；胃肠道、胰腺、妇科恶性肿瘤多经胸导管转移至左锁骨上淋巴结。肿瘤转移性淋巴结坚硬，初起常为单发、无痛，尚可被推动；以后迅速增大，肿块呈结节状、表面不平、固定，且伴局部或放射性疼痛；晚期肿块可发生坏死、破溃、感染和出血，分泌物带有恶臭。

### （四）恶性淋巴瘤

包括霍奇金病和非霍奇金淋巴瘤，是来源于淋巴组织恶性增生的实体瘤，多见于男性青壮年。肿大淋巴结常先出现于颈侧、散在、质硬、固定、尚活动、表面不光滑、结节状、无压痛；继之淋巴结逐渐融合成团，伴腋窝、腹股沟等全身淋巴结肿大、肝脾大、发热；病情发展迅速。淋巴结病理检查可确诊。

### （五）甲状腺舌管囊肿

是与甲状腺发育有关的先天性畸形。多见于 15 岁以下儿童，男性为女性的 2 倍。表现为颈前区中线、舌骨下方有直径 1~2cm 的圆形肿块，边界清楚，表面光滑，有囊性感，无压痛，并随吞咽或伸、缩舌而上下移动，加压不能使之缩小。囊肿可多年无变化也无症状；若并发感染，可出现红、肿、热、痛及全身感染症状。感染性囊肿破溃后，可形成经久不愈的瘘管。

## 【辅助检查】

### （一）实验室检查

血常规及肿瘤标志物测定有助于区别恶性肿瘤与炎性肿块。

### （二）影像学检查

X 线、超声、CT、动脉造影及 MRI 等检查有助于胸、腹腔肿瘤的诊断。

（三）内镜检查

纤维胃镜、结肠镜等不仅能发现胃肠道早期病变，还可同时取组织标本做病理学检查。

（四）肿块穿刺或活组织检查

诊断不明的肿块亦可做细针穿刺或切取组织行病理学检查。

【处理原则】

颈部常见肿块的处理原则依其性质而定。

（一）结核

1. 非手术治疗

包括注意休息、加强营养和抗结核药物治疗等综合措施。

2. 手术治疗

（1）少数局限、较大、可推动的淋巴结可手术切除；

（2）寒性脓肿尚未破溃可穿刺抽脓，再注入抗结核药物，每周 2 次；

（3）无继发感染的窦道或溃疡行刮除术并开放引流；

（4）寒性脓肿继发化脓性感染者，先行切开引流，待感染控制后，必要时再行刮除术。若病人全身情况良好，治疗及时有效，病变可停止发展并钙化。

（二）炎症

慢性淋巴结炎本身不需要治疗，重点在于控制原发炎症病灶。

（三）肿瘤

除恶性淋巴瘤以放射治疗和化学治疗为首选治疗方法外，其他肿瘤的治疗仍以早期手术为原则；若疑为转移性肿瘤，在全面细致查找原发病灶的同时早期行病理学检查，以明确诊断和治疗。

（四）先天性畸形

彻底切除囊肿及其残留的管状结构。合并急性感染者，需在控制感染后手术。

## 【护理措施】

（一）术前、术后护理

参见甲状腺癌病人的护理。

（二）健康教育

1. 定期随访

嘱颈部肿块的病人加强随访、尽早明确病因，对症治疗。

2. 自我检查

教会病人自查颈部的方法，注意观察肿块生长情况，包括大小、活动度、质地、是否伴有局部压痛等；注意肿块与全身症状的关系。

# 第七章 乳房疾病病人的护理

## 第一节 急性乳腺炎

急性乳腺炎是乳腺的急性化脓性感染，多见于产后哺乳期妇女，尤以初产妇多见，往往发生在产后3~4周。

【病因】

除产后抵抗力下降外，还与以下因素有关。

（一）乳汁淤积

当乳汁过多、婴儿吸乳过少或乳管不通畅时，都可造成乳汁淤积。淤积后乳汁的分解产物是细菌良好的培养基，有利于入侵细菌生长繁殖。

（二）细菌入侵

乳头破损或皲裂是细菌沿淋巴管入侵感染的主要途径。细菌也可直接侵入乳管，上行至腺小叶而致感染。金黄色葡萄球菌是主要的致病菌。

【临床表现】

患侧乳房胀痛，局部红肿、发热，有压痛性肿块。一般在数日后可形成单房或多房性脓肿。表浅脓肿可向外破溃或破入乳管自乳头流出。深部脓肿可缓慢向外破溃，也可向深部穿至乳房与胸肌间的疏松组织中，形成乳房后脓肿（图7-1）。病人常有患侧腋窝淋巴结肿大和触痛。随着炎症发展，病人可有寒战、高热和脉搏加快等脓毒血症表现。

**【辅助检查】**

（一）实验室检查

血常规可见白细胞计数及中性粒细胞比值升高。

（二）诊断性穿刺

在乳房肿块压痛最明显的区域或在超声定位下穿刺，若抽出脓液可确定脓肿形成，脓液应做细菌培养及药物敏感试验。

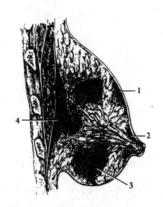

**图7-1　乳房脓肿的不同部位**

1. 表浅脓肿；2. 乳晕下脓肿；3. 深部脓肿；4. 乳房后脓肿

**【处理原则】**

控制感染，排空乳汁。脓肿形成前主要是抗生素治疗为主，脓肿形成后则需及时行脓肿切开引流。

（一）非手术治疗

1. 局部处理

局部外敷金黄散或鱼石脂软膏可促进炎症消退。皮肤水肿明显者可用25%硫酸镁湿热敷。

2. 应用抗生素

首选青霉素治疗，或用耐青霉素酶的苯唑西林钠（新青霉素Ⅱ），或头孢一代抗生素（如头孢拉定），坚持服用一个疗程（10~14 日）。如皮肤发红和乳房硬块在数日至 1 周内减退，需根据细菌培养和药敏试验结果选用抗生素。

3. 终止乳汁分泌

若感染严重或脓肿引流后并发乳瘘，应单侧停止喂养或终止哺乳。终止哺乳者可服用炒麦芽、溴隐亭或己烯雌酚等促进回乳。

4. 中药治疗

可服用蒲公英、野菊花等清热解毒类中药。

（二）手术治疗

脓肿形成后，及时在超声引导下穿刺抽吸脓液，必要时可切开引流。乳腺的每一个腺叶都有其单独的乳管，腺叶和乳管均以乳头为中心呈放射状排列。为避免损伤乳管形成乳瘘，应做放射状切口。乳晕部脓肿应沿乳晕边缘做弧形切口。乳房深部脓肿或乳房后脓肿可沿乳房下缘做弧形切口（图 7-2）。

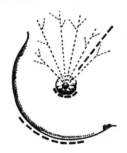

图 7-2　乳房脓肿的切口

【护理措施】

（一）非手术治疗的护理/术前护理

1. 一般护理

注意休息，避免过度紧张和劳累。摄入充足的食物、液体和维生素 C。对发热者给予物理或药物降温。

2. 排空乳汁

①鼓励哺乳者继续用双侧乳房哺乳。若婴儿无法顺利吸出乳汁或医嘱建议暂

停哺乳，则用手挤出或用吸奶器吸出乳汁；②在哺乳前温敷乳房；③在婴儿吸吮间期，用手指从阻塞部位腺管上方向乳头方向轻柔按摩，以帮助解除阻塞；④若疼痛感抑制了喷乳反射，可先喂健侧乳房后喂患侧乳房；⑤变换不同的哺乳姿势或托起一侧乳房哺乳，以促进乳汁排出。

3. 配合治疗

遵医嘱局部用药，口服抗生素或中药以控制感染，必要时服用药物终止哺乳。因某些药物可从乳汁分泌，用药后应遵医嘱决定是否暂停哺乳。

4. 缓解疼痛

（1）局部托起：用宽松胸罩托起患乳，以减轻疼痛和肿胀。

（2）热敷、药物外敷或理疗：以促进局部血液循环和炎症消散。

（3）遵医嘱服用对乙酰氨基酚或布洛芬镇痛。

（二）术后护理

脓肿切开引流后保持引流通畅，密切观察引流液颜色、性状、量及气味的变化，定时更换切口敷料。

（三）健康教育

1. 保持婴儿口腔卫生

保持婴儿口腔卫生，及时治疗口腔炎症。

2. 养成良好哺乳习惯

产后尽早开始哺乳，按需哺乳。哺乳时避免手指压住腺管，以免影响乳汁排出，每次哺乳时将乳汁吸净。每日清水擦洗乳房 1~2 次，避免过多清洗和用肥皂清洗。

3. 纠正乳头内陷

乳头内陷者在妊娠期和哺乳期每日挤捏、提拉乳头，矫正内陷。

4. 预防和处理乳头破损

（1）预防：让婴儿用正确姿势含接乳头和乳晕，防止乳头皲裂；不让婴儿含着乳头睡觉；哺乳后涂抹乳汁或天然羊毛脂乳头修护霜以保护乳头皮肤，哺乳前不需擦掉，可以让婴儿直接吸吮。

（2）处理：适当缩短每次哺乳的时间，增加哺乳频率；乳头、乳晕破损或皲裂者，暂停哺乳，改用吸乳器吸出乳汁哺育婴儿；局部用温水清洗后涂抗生素软膏，待愈合后再哺乳；症状严重时应及时诊治。

# 第二节　乳腺囊性增生病

乳腺囊性增生病是女性多发病，常见于中年妇女。本病是乳腺组织的良性增生，可发生于腺管周围并伴有大小不等的囊肿形成；也可发生于腺管内，表现为不同程度的乳头状增生伴乳管囊性扩张；也有发生在小叶实质者，主要为乳管及腺泡上皮增生。

## 【病因】

本病与内分泌失调有关。一是体内雌、孕激素比例失调，黄体素分泌减少、雌激素量增多，使乳腺实质增生过度和复旧不全；二是部分乳腺实质成分中女性激素受体的质和量异常，使乳房各部分的增生程度参差不齐。

## 【临床表现】

（一）症状

突出的表现是乳房胀痛，部分病人具有周期性。疼痛与月经周期有关，往往在月经前疼痛加重，月经来潮后减轻或消失，有时整个月经周期都有疼痛。

（二）体征

一侧或双侧乳腺有大小不一、质韧而不硬的单个或多个结节，可有触痛，与周围乳腺组织分界不明显，与皮肤无粘连，也可为弥漫性增厚。少数病人可有乳头溢液，呈黄绿色或血性，偶为无色浆液。

## 【辅助检查】

钼靶 X 线和超声检查均有助于本病的诊断。

## 【处理原则】

### (一) 非手术治疗

主要是定期观察和药物对症治疗。症状严重者可用中药调理，如口服中药逍遥散 3~9g，每日 3 次。也可选用雌激素受体拮抗剂（他莫昔芬、托瑞米芬等）和维生素类药物联合治疗。若肿块变软、缩小或消退，则可予以观察并继续中药治疗；若肿块无明显消退，或观察过程中对局部病灶有恶变可疑者，应切除并做快速病理检查。

### (二) 手术治疗

病理检查证实有不典型上皮增生，则可结合其他因素决定手术。

## 【护理措施】

### (一) 减轻疼痛

1. 心理护理

解释疼痛发生的原因，消除病人的顾虑，保持心情舒畅。

2. 局部托起

用乳罩托起乳房，但不宜过紧。

3. 用药护理：遵医嘱服用中药或其他对症治疗药物。

### (二) 定期检查

由于本病的临床表现易与乳腺癌混淆，且可能与其并存，应嘱病人经常进行乳房自我检查。局限性增生者在月经后 1 周至 10 日内复查，每隔 2~3 个月到医院复诊，有对侧乳腺癌或有乳腺癌家族史者密切随访，以便及时发现恶变。

# 第三节　乳房肿瘤

女性乳房肿瘤的发病率甚高，良性肿瘤中以纤维腺瘤最多，约占良性肿瘤的3/4，其次为乳管内乳头状瘤，约占良性肿瘤的1/5。恶性肿瘤的绝大多数（98%）是乳腺癌，肉瘤很少见（2%）。男性患乳房肿瘤者极少。

## 一、乳腺纤维腺瘤

乳腺纤维腺瘤是女性常见的乳房良性肿瘤，多发年龄为20~25岁。

## 【病因】

本病的原因是小叶内纤维细胞对雌激素的敏感性异常增高，可能与纤维细胞所含雌激素受体的量或质出现异常有关。

## 【临床表现】

主要表现为乳房肿块，好发于乳房外上象限，约75%为单发，少数多发。肿块增大缓慢，质似硬橡皮球的弹性感，表面光滑，易推动。月经周期对肿块的大小无影响。病人常无明显自觉症状，多为偶然扪及。

## 【处理原则】

乳腺纤维腺瘤发生癌变的可能性很小，但有肉瘤变可能；手术切除是唯一有效的治疗方法。妊娠可使纤维腺瘤增大，所以在妊娠前或妊娠后发现的纤维腺瘤一般都应手术切除，肿块常规做病理检查。

## 【护理措施】

### （一）伤口护理

行肿瘤切除术后，保持切口敷料清洁、干燥。

### （二）疾病指导

告知病人乳腺纤维腺瘤的病因和治疗方法。

（三）复诊指导

暂不手术者应密切观察肿块变化，明显增大者应及时到医院诊治。

## 二、乳管内乳头状瘤

乳管内乳头状瘤多见于经产妇，40~50 岁多见。乳管靠近乳头的 1/3 段略为膨大，75% 的乳管内乳头状瘤发生于此。乳管内乳头状瘤的瘤体很小，带蒂而有绒毛，且有很多壁薄的血管，故易出血。

### 【临床表现】

一般无自觉症状，乳头溢液为主要表现。溢液多为血性，也可为暗棕色或黄色液体。因肿瘤小，常不能触及。大乳管乳头状瘤可在乳晕区扪及圆形、质软、可推动的小肿块，轻压此肿块常可见乳头溢出血性液体。

### 【辅助检查】

乳头溢液未扪及肿块者可行乳管内镜检查，也可进行乳头溢液涂片细胞学检查。

### 【处理原则】

本病恶变率为 6%~8%，诊断明确者以手术治疗为主。单发的乳管内乳头状瘤病人应切除病变的乳管系统，常规行病理检查；如有恶变应施行乳腺癌根治术；对年龄较大、乳管上皮增生活跃或间变者，可行单纯乳房切除术。

### 【护理措施】

（一）心理护理

告诉病人乳头溢液的病因、手术治疗的必要性，解除其思想顾虑。

（二）伤口护理

术后保持切口敷料清洁干燥，按时换药。

### 三、乳腺癌

乳腺癌是女性发病率最高的恶性肿瘤。在我国，每年有近 20 万女性被诊断出乳腺癌，且发病率呈逐年上升趋势，尤其是在东部沿海地区和经济发达的大城市，其发病率增加尤其显著。近年来，全球乳腺癌的死亡率逐步下降，但是在中国，特别是在广大的农村地区，乳腺癌死亡率的下降趋势并不明显。

**【病因与发病机制】**

乳腺癌的病因尚不清楚。目前认为与下列因素有关：①激素作用：乳腺是多种内分泌激素的靶器官，其中雌酮及雌二醇对乳腺癌的发病有直接关系。20 岁前本病少见，20 岁以后发病率迅速上升，45~50 岁较高，绝经后发病率继续上升，可能与雌酮含量升高有关。②家族史：一级女性亲属中有乳腺癌病史者的发病危险性是普通人群的 2~3 倍。③月经婚育史：月经初潮年龄早、绝经年龄晚、未育、初次足月产年龄较大及未进行母乳喂养者发病率增加。④乳腺良性疾病：与乳腺癌的关系尚有争论，多数认为乳腺小叶有上皮高度增生或不典型增生可能与本病发生有关。⑤饮食与营养：营养过剩、肥胖和高脂肪饮食可加强或延长雌激素对乳腺上皮细胞的刺激，从而增加发病机会。⑥环境和生活方式：如北美、北欧地区乳腺癌发病率约为亚、非、拉美地区的 4 倍，而低发地区居民移居到高发地区后，第二、三代移民的发病率逐渐升高。

**【病理生理】**

（一）病理分型

乳腺癌有多种分型方法，目前国内多采用以下病理分型。

1. 非浸润性癌

此型属早期，预后较好。①导管内癌：癌细胞未突破导管壁基底膜；②小叶原位癌：癌细胞未突破末梢乳管或腺泡基底膜；③乳头湿疹样乳腺癌（伴发浸润性癌者除外）。

2. 浸润性特殊癌

此型一般分化较高，预后尚好，包括乳头状癌、髓样癌（伴大量淋巴细胞浸润）、小管癌（高分化腺癌）、腺样囊性癌、黏液腺癌、顶泌汗腺样癌、鳞状细胞癌等。

**3. 浸润性非特殊癌**

约80%的乳腺癌为此型。此型一般分化低，预后较差，但判断预后需结合疾病分期等因素。此型包括浸润性小叶癌、浸润性导管癌、硬癌、髓样癌（无大量淋巴细胞浸润）、单纯癌、腺癌等。

**4. 其他罕见癌**

如炎性乳腺癌。

**（二）转移途径**

**1. 局部浸润**

癌细胞沿导管或筋膜间隙蔓延，继而侵及 Cooper 韧带和皮肤。

**2. 淋巴转移**

乳房的淋巴网非常丰富，淋巴液输出有4个途径（图7-3）：①乳房大部分淋巴液流至腋窝淋巴结，部分乳房上部淋巴液可直接流向锁骨下淋巴结。②部分乳房内侧的淋巴液通过肋间淋巴管流向胸骨旁淋巴结。③两侧乳房间皮下有交通淋巴管。④乳房深部淋巴网可沿腹直肌鞘和肝镰状韧带通向肝。其中以第一条途径最多见，这也是乳腺癌病人淋巴结转移最常见于腋窝的原因。

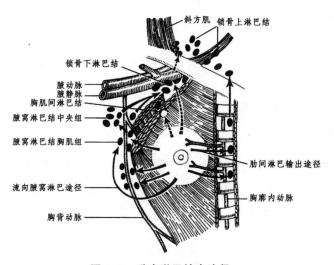

**图7-3　乳房淋巴输出途径**

3. 血行转移

癌细胞可经淋巴途径进入静脉，也可直接侵入血液循环而致远处转移。最常见的远处转移依次为肺、骨、肝。有些早期乳腺癌已有血行转移。

**【临床表现】**

（一）常见乳腺癌

1. 乳房肿块

（1）早期：表现为患侧乳房出现无痛性、单发小肿块，病人常在无意中发现。肿块多位于乳房外上象限，质硬、表面不光滑，与周围组织分界不清，在乳房内不易被推动。

（2）晚期：①肿块固定：癌肿侵入胸筋膜和胸肌时，固定于胸壁不易推动。②卫星结节、铠甲胸：癌细胞侵犯大片乳房皮肤时，可出现多个坚硬小结节或条索，呈卫星样围绕原发病灶。若结节彼此融合，弥漫成片，可延伸至背部和对侧胸壁，致胸壁紧缩呈铠甲状，病人呼吸受限。③皮肤破溃：癌肿处皮肤可溃破而形成溃疡，常有恶臭，易出血。

2. 乳房外形改变

随着肿瘤生长，可引起乳房外形改变。①酒窝征：若肿瘤累及 Cooper 韧带，可使其缩短而致肿瘤表面皮肤凹陷，出现"酒窝征"；②乳头内陷：邻近乳头或乳晕的癌肿因侵入乳管使之缩短，可将乳头牵向癌肿一侧，进而使乳头扁平、回缩、凹陷；③橘皮征：如皮下淋巴管被癌细胞堵塞，引起淋巴回流障碍，可出现真皮水肿，乳房皮肤呈"橘皮样"改变。

3. 转移征象

（1）淋巴转移：最初多见于患侧腋窝，肿大的淋巴结少数散在，质硬、无痛、可被推动，继而逐渐增多并融合成团，甚至与皮肤或深部组织粘连。

（2）血行转移：乳腺癌转移至肺、骨、肝时，可出现相应症状。如肺转移可出现胸痛、气急，骨转移可出现局部骨疼痛，肝转移可出现肝大或黄疸等。

## （二）特殊类型乳腺癌

### 1. 炎性乳腺癌

发病率低，年轻女性多见。表现为患侧乳房皮肤发红、水肿、增厚、粗糙、表面温度升高等，类似急性炎症，无明显肿块。病变开始比较局限，短期内即扩展到乳房大部分皮肤，常可累及对侧乳房。本病恶性程度高，发展迅速，早期即转移，预后极差，病人常在发病数月内死亡。

### 2. 乳头湿疹样乳腺癌

少见。乳头有瘙痒、烧灼感，之后出现乳头和乳晕皮肤发红、糜烂，如湿疹样，进而形成溃疡；有时覆盖黄褐色鳞肩样痂皮，病变皮肤较硬。部分病人于乳晕区可扪及肿块。本病恶性程度低，发展慢，腋淋巴结转移较晚。

## 【辅助检查】

### （一）影像学检查

### 1. 钼靶 X 线

可作为普查方法，表现为密度增高的肿块影，边界不规则，或呈毛刺状，或见细小钙化灶。

### 2. 超声检查

能清晰显示乳房各层次软组织结构及肿块的形态和质地，主要用来鉴别囊性或实性病灶。结合彩色多普勒检查观察血液供应情况，可提高判断的敏感性，为肿瘤的定性诊断提供依据。

### 3. MRI

对软组织分辨率高，敏感性高于钼靶 X 线检查。该检查能三维立体观察病变，不仅能够提供病灶形态学特征，而且运用动态增强还能提供病灶的血流动力学情况。

### （二）活组织病理检查

常用的活检方法有空芯针穿刺活检术，麦默通旋切术活检和细针针吸细胞学检查。前两者病理诊断准确率可达 90%～97%，细针针吸细胞学检查确诊率为 70%～90%。疑为乳腺癌者，若这些方法无法确诊，可将肿块连同周围乳腺组织一并切除，做冰冻活检或快速病理检查。乳头糜烂疑为湿疹样乳腺癌时，可做乳头糜烂部刮片或印片细胞学检查。

## 【临床分期】

分期方法很多，目前多采用国际抗癌联盟（International Union Against Cancer，UICC）和美国癌症联合会（American Joint Committee on Cancer，AJCC）合作制定的第 7 版肿瘤 TNM 分期（2010 年）。建议的 T（原发癌肿）、N（区域淋巴结）、M（远处转移）分期法内容如下：

原发肿瘤（T）：

$T_x$：原发肿瘤无法评估。

$T_0$：无原发肿瘤证据。

$T_2$：原位癌（导管原位癌、小叶原位癌及不伴肿瘤的乳头湿疹样乳腺癌）。

$T_1$：肿瘤最大直径≤20mm。

$T_2$：肿瘤最大直径>20mm 而≤50mm。

$T_3$：肿瘤最大直径>50mm。

$T_4$：不论肿瘤大小，直接侵犯胸壁或皮肤。

区域淋巴结临床分类（N）：

Nx：区域淋巴结无法评估（已切除）。

$N_0$：无区域淋巴结转移。

$N_1$：同侧Ⅰ、Ⅱ级腋窝淋巴结转移，可推动。

$N_2$：同Ⅰ、Ⅱ级腋窝淋巴结转移，固定或融合；或有同侧内乳淋巴结转移临床征象，而没有Ⅰ、Ⅱ级腋窝淋巴结转移临床征象。

$N_3$：同侧锁骨下淋巴结（Ⅲ级腋窝淋巴结）转移，伴或不伴Ⅰ、Ⅱ级腋窝淋巴结转移；或有同侧内乳淋巴结转移临床征象，并有Ⅰ、Ⅱ级腋窝淋巴结转移；或同侧锁骨上淋巴结转移，伴或不伴腋窝或内乳淋巴结转移。

远处转移（M）：

$M_0$：临床及影像学检查未见远处转移。

$M_1$：临床及影像学检查发现远处转移，或组织学发现>0.2mm 的转移灶。

根据上述情况组合，可把乳腺癌分为 5 个分期（Stage Grouping）。

0 期：$TisN_0M_0$；

Ⅰ期：$T_1N_0M_0$，$T_0Nl_{mi}M_0$，$T_1N1_{mi}M_0$；

Ⅱ期：$T_{0\sim1}N_1M_0$，$T_2N_{0\sim1}M_0$，$T_3N_0M_0$；

Ⅲ期：$T_{0\sim2}N_2M_0$，$T_3N_{1\sim2}M_0$，$T_4N_{0\sim2}M_0$，任何 $TN_3M_0$；

Ⅳ期：包括 $M_1$ 的任何 TN。

注：有临床征象是指临床检查或影像学检查发现的淋巴结转移（不包括淋巴闪烁造术）

以上分期以临床检查为依据，还应结合术后病理检查结果进行校正。

美国癌症联合会（AJCC）于 2016 年 10 月更新了第 8 版乳腺癌分期系统，该分期系统延续采用原发肿瘤（T）、区域淋巴结（N）、远处转移（M）为依据的解剖学分期原则并进行了修订，要求所有病人均应完成解剖学分期；修订了多种生物学标记物和多基因检测的临床意义，首次在解剖学分期的基础上提出预后分期，并优先推荐选择预后分期对肿瘤进行综合评价。第 8 版乳腺癌分期系统于 2018 年 1 月正式启动执行。

## 【处理原则】

手术治疗为主，辅以化学药物、内分泌、放射、生物等治疗措施。

### （一）非手术治疗

#### 1. 化学治疗

乳腺癌是实体瘤中应用化学治疗最有效的肿瘤之一。浸润性乳腺癌伴腋淋巴结转移是应用辅助化学治疗的指征，可以改善生存率。对腋淋巴结阴性者是否应用辅助化学治疗尚有不同意见。一般认为腋淋巴结阴性而有复发的高危因素者，如原发肿瘤直径大于 2cm，组织学分类差，雌激素、孕激素受体阴性，人表皮生长因子受体 2（human epidermal growth factor receptor-2，HER2）有过度表达者，应进行术后辅助化学治疗。术前化学治疗又称新辅助化学治疗，目前多用于局部晚期病例，可探测肿瘤对药物的敏感性，并使肿瘤缩小。常用化学治疗药物为蒽环类药物和紫杉类药物。

2. 内分泌治疗

肿瘤细胞中雌激素受体（estrogen receptor，ER）含量高者，称激素依赖性肿瘤，对内分泌治疗有效。ER 含量低者，称激素非依赖性肿瘤，对内分泌治疗效果差。因此，对手术切除标本除做病理检查外，还应测定 ER 和孕激素受体（progesterone receptor，PgR）。ER 阳性者优先应用内分泌治疗，阴性者优先应用化学治疗。

（1）他莫昔芬：又称三苯氧胺。他莫昔芬的结构式与雌激素相似，可以在靶器官内与雌二醇争夺 ER。该药和 ER 复合物能影响 DNA 基因转录，从而抑制肿瘤细胞生长。他莫昔芬可降低乳腺癌术后复发及转移，减少对侧乳腺癌的发生率，对 ER 和 PgR 阳性的妇女效果尤为明显。其治疗时间为 5~10 年，主要用于绝经前女性病人。该药安全有效，副作用有潮热、恶心、呕吐、静脉血栓形成、眼部副作用、阴道干燥或分泌物多等。

（2）芳香化酶抑制剂：如阿那曲唑、来曲唑、依西美坦等。该药能抑制肾上腺分泌的雄激素转变为雌激素过程中的芳香化环节，从而降低雌二醇，达到治疗乳腺癌的目的。对于 ER 受体阳性的绝经后妇女，治疗时间一般为 5 年，其治疗效果优于他莫昔芬。长期服用该药可引起骨质疏松、关节疼痛、潮热和阴道干燥等不良反应，需积极预防和处理以提高病人的药物耐受性。

3. 放射治疗

在保留乳房的乳腺癌手术后，应给予较高剂量放射治疗。单纯乳房切除术后可根据病人年龄、疾病分期分类等情况决定是否放射治疗。在乳腺癌根治术后的放射治疗，多数人认为对Ⅰ期病例无益，对Ⅱ期以后者可降低局部复发率。

4. 生物治疗

近年临床上已推广使用的曲妥珠单抗注射液，是通过转基因技术制备，对HER2 有过度表达的乳腺癌病人有一定效果。

（二）手术治疗

对病灶仍局限于局部及区域淋巴结病人，手术治疗是首选。手术适应证为TNM 分期的 0、Ⅰ、Ⅱ和部分Ⅲ期的病人。已有远处转移、全身情况差、主要脏器有严重疾病、年老体弱不能耐受手术者为手术禁忌。

1. 保留乳房的乳腺癌切除术

完整切除肿块及其周围 1~2cm 的组织。适合于Ⅰ期、Ⅱ期病人，且乳房有适当体积，术后能保持外观效果者。术后必须辅以放射治疗。

2. 乳腺癌改良根治术

有 2 种术式。一是保留胸大肌，切除胸小肌；二是保留胸大、小肌。该术式保留了胸肌，术后外观效果较好，适用于Ⅰ、Ⅱ期乳腺癌病人，与乳腺癌根治术的术后生存率无明显差异，目前已成为常用的手术方式。

3. 乳腺癌根治术和乳腺癌扩大根治术

前者切除整个乳房，以及胸大肌、胸小肌、腋窝及锁骨下淋巴结。后者在此基础上切除胸廓内动脉、静脉及其周围淋巴结（即胸骨旁淋巴结）。这 2 种术式现已少用。

4. 全乳房切除术

切除整个乳腺，包括腋尾部及胸大肌筋膜。适用于原位癌、微小癌及年迈体弱不宜做根治术者。

5. 前哨淋巴结活检术和腋淋巴结清扫术

对临床腋淋巴结阳性的乳腺癌病人常规行腋淋巴结清扫术，阴性者应先行前哨淋巴结活检术。前哨淋巴结指乳腺癌淋巴引流的第一枚（站）淋巴结，可用示踪剂显示后切除活检。根据前哨淋巴结的病理结果可预测腋淋巴结是否有肿瘤转移。前哨淋巴结阴性者可不做腋淋巴结清扫术。

手术方式的选择应结合病人的意愿，根据病理分型、疾病分期及辅助治疗的条件综合确定。对病灶可切除者，手术应最大限度清除局部及区域淋巴结，以提高生存率，其次再考虑外观及功能。Ⅰ、Ⅱ期乳腺癌可采用改良根治术及保留乳房的乳腺癌切除术。

【护理评估】

（一）术前评估

1. 健康史

（1）一般情况：包括年龄、性别、婚姻和职业、肥胖、饮食习惯、生活环境等。

（2）既往史：评估病人的月经史、婚育史、哺乳史等，以及既往是否患乳房良性肿瘤。

（3）家族史：了解家庭中有无乳腺癌或其他肿瘤病人。

2．身体状况

（1）症状与体征：评估有无乳房肿块，肿块的部位、质地、活动度、疼痛等情况；有无局部破溃、酒窝征、乳头内陷、橘皮征等乳房外形改变；腋窝等部位有无淋巴转移；有无胸痛、气促、骨痛、肝大、黄疸等转移表现。

（2）辅助检查：了解有无钼靶 X 线、超声、病理检查及其他有关手术耐受性检查（心电图、肺功能检查）等的异常发现。

3．心理-社会状况

了解病人对疾病的认知程度，对手术有何顾虑和思想负担；了解朋友及家属，尤其是配偶，对病人的关心、支持程度；了解家庭对手术的经济承受能力。

（二）术后评估

1．术中情况

了解病人手术、麻醉方式与效果、病变组织切除情况、术中出血、补液、输血情况和术后诊断。

2．身体状况

评估生命体征是否平稳，病人是否清醒，胸部弹力绷带是否包扎过紧，有无呼吸困难等；评估有无皮瓣下积液，患肢有无水肿，肢端血液循环情况；各引流管是否通畅，引流量、颜色与性状等。

3．心理-社会状况

了解病人有无紧张、焦虑、抑郁、恐惧等；患肢康复训练和早期活动是否配合；对出院后的继续治疗是否清楚。

【常见护理诊断/问题】

（一）身体意象紊乱

与乳腺癌切除术造成乳房缺失和术后瘢痕形成有关。

（二）有组织完整性受损的危险

与留置引流管、患侧上肢淋巴引流不畅、头静脉被结扎、腋静脉栓塞或感染有关。

（三）知识缺乏

缺乏有关术后患肢功能锻炼的知识。

**【护理目标】**

（1）病人表示能够积极面对自我形象的变化，并采取措施改善形象。
（2）手术创面愈合良好，患侧上肢肿胀减轻或消失。
（3）病人能复述患肢功能锻炼的知识且能正确进行功能锻炼。

**【护理措施】**

（一）术前护理

1. 心理护理

病人面对恶性肿瘤对生命的威胁、不确定的疾病预后、乳房缺失导致外形受损、各种复杂而痛苦的治疗（手术、放射治疗、化学治疗、内分泌治疗等）、婚姻生活可能受到影响等问题容易产生焦虑、恐惧等心理反应，了解和关心病人，鼓励病人表达对疾病和手术的顾虑与担心，有针对性地进行心理护理。向病人和家属解释手术的必要性和重要性，请曾接受过类似手术且已痊愈者现身说法，帮助病人度过心理调适期。告诉病人行乳房重建的可能，鼓励其树立战胜疾病的信心。对已婚病人，应同时对其丈夫进行心理辅导，使之逐渐接受妻子手术后身体意象的改变，鼓励夫妻双方坦诚相待，取得丈夫的理解、关心和支持。

2. 终止哺乳或妊娠

哺乳期及妊娠初期发生乳腺癌者应立即停止哺乳或妊娠，以减轻激素的作用。

3. 术前准备

做好术前常规检查和准备。对手术范围大、需要植皮者，除常规备皮外，同时做好供皮区（如腹部或同侧大腿区）的皮肤准备。乳房皮肤溃疡者，术前每日换药至创面好转。乳头凹陷者应清洁局部。

（二）术后护理

1. 体位

术后麻醉清醒、血压平稳后取半卧位，以利呼吸和引流。

2. 病情观察

严密观察生命体征变化，观察切口敷料渗血、渗液情况，并予以记录。乳腺癌扩大根治术有损伤胸膜可能，病人若感到胸闷、呼吸困难，应及时报告医师，以便早期发现和协助处理肺部并发症，如气胸等。

3. 伤口护理

（1）有效包扎：手术部位用弹力绷带加压包扎，使皮瓣紧贴胸壁，防止积液积气。包扎松紧度以能容纳1手指，维持正常血运，且不影响呼吸为宜。包扎期间告知病人不能自行松解绷带，瘙痒时不能将手指伸入敷料下搔抓。若绷带松脱，应及时重新加压包扎。

（2）观察皮瓣血液循环：注意皮瓣颜色及创面愈合情况，正常皮瓣的温度较健侧略低，颜色红润，并与胸壁紧贴；若皮瓣颜色暗红，提示血液循环欠佳，有坏死可能，应报告医师及时处理。

（3）观察患侧上肢远端血液循环：若手指发麻、皮肤发绀、皮温下降、动脉搏动不能扪及，提示腋窝部血管受压，肢端血液循环受损，应及时调整绷带的松紧度。

4. 引流管护理

乳腺癌根治术后，皮瓣下常规放置引流管并接负压引流装置，如负压引流球或负压引流鼓，也可连接墙壁负压装置。负压吸引可及时、有效地吸出残腔内的积液、积血，并使皮肤紧贴胸壁，从而有利于皮瓣愈合。

（1）有效吸引：负压吸引的压力大小要适宜。负压引流球或引流鼓应保持压缩状态。对连接墙壁负压吸引者，若引流管外形无改变，未闻及负压抽吸声，应观察管道连接是否紧密，压力是否适当。

（2）妥善固定：引流管的长度要适宜，病人卧床时将其固定于床旁，起床时固定于上衣。

（3）保持通畅：定时挤压引流管，避免管道堵塞。防止引流管受压和扭曲。若有局部积液、皮瓣不能紧贴胸壁且有波动感，报告医师及时处理。

（4）注意观察：包括引流液的颜色、性状和量。术后 1~2 日，每日引流血性液体约 50~200ml，以后颜色逐渐变淡、减少。

（5）拔管：若引流液转为淡黄色、连续 3 日每日量少于 10~15ml，创面与皮肤紧贴，手指按压伤口周围皮肤无空虚感，即可考虑拔管。若拔管后仍有皮下积液，可在严格消毒后抽液并局部加压包扎。

5. 患侧上肢肿胀的护理

患侧腋窝淋巴结切除、头静脉被结扎、腋静脉栓塞、局部积液或感染等因素可导致上肢淋巴回流不畅和静脉回流障碍，从而引起患侧上肢肿胀。

（1）避免损伤：勿在患侧上肢测血压、抽血、注射或输液等。避免患肢过度活动、负重和外伤。

（2）抬高患肢：平卧时患肢下方垫枕抬高 10°~15°，肘关节轻度屈曲；半卧位时屈肘 90° 放于胸腹部；下床活动时用吊带托或用健侧手将患肢抬高于胸前，需要他人扶持时只能扶健侧，以防腋窝皮瓣滑动而影响愈合；避免患肢下垂过久。

（3）促进肿胀消退：在专业人员指导下向心性按摩患侧上肢，或进行握拳、屈肘、伸肘和缓慢渐进的举重训练等，促进淋巴回流；深呼吸运动改变胸膜腔内压，并引起膈肌和肋间肌的运动，从而持续增加胸腹腔内的淋巴回流；肢体肿胀严重者，用弹力绷带包扎或戴弹力袖以促进淋巴回流；局部感染者，及时应用抗生素治疗。

6. 患侧上肢功能锻炼

由于手术切除了胸部肌肉、筋膜和皮肤，患侧肩关节活动明显受限制。术后加强肩关节活动可增强肌肉力量，松解和预防粘连，最大限度地恢复肩关节的活动范围。为减少和避免术后残疾，鼓励和协助病人早期开始患侧上肢的功能锻炼。

（1）术后 24 小时内：活动手指和腕部，可做伸指、握拳、屈腕等锻炼。

（2）术后 1~3 日：进行上肢肌肉等长收缩，利用肌肉泵作用促进血液和淋巴回流；可用健侧上肢或他人协助患侧上肢进行屈肘、伸臂等锻炼，逐渐过渡到肩关节的小范围前屈、后伸运动（前屈小于30°，后伸小于15°）。

（3）术后4~7日：鼓励病人用患侧手洗脸、刷牙、进食等，并做以患侧手触摸对侧肩部及同侧耳朵的锻炼。

（4）术后1~2周：术后1周皮瓣基本愈合后，开始做肩关节活动，以肩部为中心，前后摆臂。术后10日左右皮瓣与胸壁黏附已较牢固，做抬高患侧上肢（将患侧肘关节伸屈、手掌置于对侧肩部，直至患侧肘关节与肩平）、手指爬墙（每日标记高度，逐渐递增幅度，直至患侧手指能高举过头）、梳头（以患侧手越过头顶梳对侧头发、扪对侧耳朵）等的锻炼。指导病人做患肢功能锻炼时应根据病人的实际情况而定，一般以每日3~4次、每次20~30分钟为宜；循序渐进，逐渐增加功能锻炼的内容。术后7日内不上举，10日内不外展肩关节；不要以患侧肢体支撑身体，以防皮瓣移动而影响愈合。

（三）健康教育

1. 饮食与活动

加强营养，多食高蛋白、高维生素、高热量、低脂肪的食物，以增强机体抵抗力。近期避免患侧上肢搬动或提拉过重物品，继续进行功能锻炼。

2. 避免妊娠

术后5年内避孕，防止乳腺癌复发。

3. 坚持治疗

遵医嘱坚持化学治疗、放射治疗或内分泌治疗。化学治疗期间定期检查肝、肾功能，每次化学治疗前1日或当日查血白细胞计数，化学治疗后5~7日复查，若白细胞计数$<3\times10^9$/L，需及时就诊。内分泌治疗持续时间长，长期服药可导致胃肠道反应、月经失调、闭经、潮热、阴道干燥、骨质疏松和关节疼痛等不良反应。告诉病人坚持服药的重要性，并积极预防和处理不良反应，以提高服药依从性。放射治疗、化学治疗期间因抵抗力低，少到公共场所，以减少感染机会。放射治疗期间注意保护皮肤，出现放射性皮炎时及时就诊。

4. 乳房定期检查

定期的乳房自我检查有助于及早发现乳房的病变，因此20岁以上的妇女，特别是高危人群每月进行 1 次乳房自我检查。术后病人也应每月自查 1 次，以便早期发现复发征象。检查时间最好选在月经周期的第 7~10 日，或月经结束后 2~3 日，已经绝经的女性应选择每个月固定的 1 日检查。40 岁以上女性或乳腺癌术后病人每年还应行钼靶 X 线检查。乳房自我检查方法如下。

（1）视诊：站在镜前取各种姿势（两臂放松垂于身体两侧、向前弯腰或双手上举置于头后），观察双侧乳房的大小和外形是否对称；有无局限性隆起、凹陷或皮肤橘皮样改变；有无乳头回缩或抬高等。

（2）触诊：病人平卧或侧卧，肩下垫软薄枕或将手臂置于头下进行触诊。一侧手的示指、中指和无名指并拢，用指腹在对侧乳房上进行环形触摸，要有一定的压力。从乳房外上象限开始检查，依次为外上、外下、内下、内上象限，然后检查乳头、乳晕，最后检查腋窝有无肿块，乳头有无溢液。若发现肿块和乳头溢液，及时到医院做进一步检查。

**【护理评价】**

通过治疗与护理，病人是否：①焦虑、恐惧缓解，情绪稳定，能够接受手术所致的乳房外形改变，并采取措施改变形象；②创面愈合良好，患侧肢体肿胀减轻或消失；③掌握患肢功能锻炼的方法。

# 第八章　胸部损伤病人的护理

## 第一节　概　述

根据损伤暴力性质不同，胸部损伤可分为钝性伤和穿透伤。根据损伤是否造成胸膜腔与外界沟通，可分为开放性胸部损伤和闭合性胸部损伤；开放性或闭合性胸部损伤同时发生膈肌破裂可造成胸腔和腹腔内组织或脏器同时损伤，称为胸腹联合伤。

### 【病因】

（一）闭合性损伤

指胸部损伤未造成胸膜腔与外界沟通，多因暴力挤压、冲撞或钝器碰击等钝性伤所致。高压水浪、气浪冲击胸部则可致肺爆震伤。

（二）开放性损伤

指胸部损伤造成胸膜腔与外界沟通，多因利器、刀、锥或战时的火器、弹片穿破胸壁所致。

### 【病理生理】

（一）闭合性损伤

损伤机制较复杂，早期容易误诊或漏诊。轻者仅有胸壁软组织挫伤和（或）单纯肋骨骨折，重者可损伤胸腔内脏器或血管，导致气胸、血胸，甚至心肌挫伤、裂伤、心包腔内出血。若暴力挤压胸部的同时向静脉传导，可使静脉压骤升，导致头、颈、肩和胸部毛细血管破裂，引起创伤性窒息。多数闭合性损伤病人不需要开胸手术治疗。

（二）开放性损伤

损伤机制较清楚，损伤范围直接与伤道有关，早期诊断较容易。重者可伤及胸腔内器官或血管，导致气胸、血胸，严重者导致呼吸和循环功能衰竭而死亡。相当一部分穿透性胸部损伤病人需要开胸手术治疗。

【临床表现】

（一）症状

1. 胸痛

是胸部损伤的主要症状，多位于受伤部位且呼吸时加重。

2. 呼吸困难

受伤部位疼痛使胸廓活动受限、分泌物或血液堵塞呼吸道、肺水肿或气胸、血胸导致的肺膨胀不全等均可引起呼吸困难，若存在多根或多处肋骨骨折时可使呼吸困难加重。

3. 咯血

肺或支气管损伤可引起痰中带血或咯血；严重胸部损伤时可出现休克症状。

（二）体征

损伤区域触痛、压痛；发生肋骨骨折时可触及骨擦感；发生气胸和血胸时，听诊患侧呼吸音减弱或消失。

【辅助检查】

（一）实验室检查

血常规示血红蛋白和血细胞比容下降，若继发感染，血白细胞计数增高。

（二）影像学检查

胸部 X 线可确定有无肋骨骨折及其骨折部位和性质，有无气胸、血胸或肺萎陷等病变。

### （三）诊断性穿刺

行胸腔或心包腔诊断性穿刺，可判断有无气胸、血胸或心包腔积血。

## 【处理原则】

处理胸部损伤，以抢救生命为首要原则，其次是修复损伤的组织器官及恢复生理功能。

### （一）急救

**1. 基本生命支持**

维持呼吸道通畅、给氧，伤口止血包扎，建立静脉通路、补充血容量，镇痛，固定长骨骨折、保护脊柱，并迅速转运。

**2. 致命性胸部损伤的处理**

现场实行特殊急救处理，张力性气胸需行胸腔穿刺排气，并放置具有单向活瓣作用的胸腔穿刺针或行胸腔闭式引流术；开放性气胸需迅速包扎和封闭胸部吸吮伤口；对大面积胸壁软化的连枷胸有呼吸困难者，应予以机械辅助呼吸，并进行有效的镇痛治疗。

### （二）院内处理

**1. 非手术治疗**

（1）保持呼吸道通畅：及时清除呼吸道分泌物和呕吐物。根据损伤部位、范围和性质给予相应处理，如封闭伤口、胸腔穿刺或胸腔闭式引流等，以改善呼吸和循环功能。

（2）维持有效血容量：建立静脉通路，根据病情及时输血输液，防治休克。

（3）镇痛和预防感染：对疼痛剧烈，影响呼吸、咳嗽和活动者，可使用镇痛药物；开放性损伤者，给予创口换药。

**2. 手术治疗**

行剖胸探查，并根据损伤部位及程度给予相应处理。急诊剖胸探查的手术指征包括：①心脏或大血管损伤；②严重的气管、支气管损伤或肺裂伤；③胸腔内进行性出血；④食管破裂；⑤胸腹联合伤；⑥大面积胸壁缺损；⑦胸内存留较大异物。

# 第二节  气  胸

胸膜腔内积气称为气胸。在胸部损伤中，气胸的发生率仅次于肋骨骨折。

## 【病因与分类】

根据胸膜腔的压力情况，气胸分为 3 类。

### （一）闭合性气胸

多并发于肋骨骨折，由于肋骨断端刺破肺，空气进入胸膜腔所致。

### （二）开放性气胸

多并发于刀刃、锐器或弹片火器等导致的胸部穿透伤。

### （三）张力性气胸

主要是由于较大的肺泡破裂、较深较大的肺裂伤或支气管破裂所致。

## 【病理生理】

胸部损伤造成肺组织、气管、支气管、食管破裂，空气进入胸膜腔，或因胸壁伤口穿破胸膜，外界空气进入胸膜腔造成气胸。

### （一）闭合性气胸

空气从胸壁或肺的伤道进入胸膜腔后，伤道很快闭合，气体不再继续进入胸膜腔，胸膜腔内负压被部分抵消，但胸膜腔内压仍低于大气压，使患侧肺部分萎陷、有效气体交换面积减少，肺的通气和换气功能受损。

### （二）开放性气胸

损伤后胸壁伤口或软组织缺损持续存在，胸膜腔与外界大气相通，空气可随呼吸自由进出胸膜腔。

1. 呼吸功能障碍

胸壁伤口大小决定了空气的进出量，当胸壁缺损直径>3cm时，患侧胸膜腔内负压可被完全抵消，患侧肺将完全萎陷失去气体交换功能；双侧胸膜腔内压力失衡，患侧胸膜腔内压明显高于健侧，使纵隔向健侧移位，导致健侧肺的扩张受限。

2. 纵隔扑动

随着呼吸时两侧胸膜腔压力差的变化，纵隔位置出现左右摆动，表现为吸气时纵隔向健侧移位，呼气时又移回患侧（图8-1）。纵隔扑动可影响静脉回心血流，导致循环功能障碍。

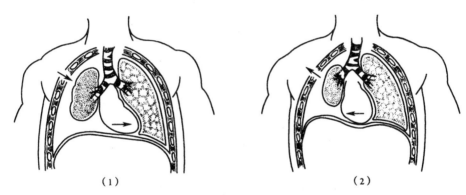

（1）　　　　　　　　　　　　　　　　　　（2）

**图8-1　开放性气胸的纵隔扑动**

**（1）吸气；（2）呼气**

3. 低氧气体重复交换

吸气时健侧肺扩张，不仅吸入从气管进入的空气，而且也吸入由患侧肺排出的含氧量低的气体；而呼气时健侧肺气体不仅排出体外，同时亦排至患侧支气管和肺内，使低氧气体在双侧肺内重复交换而致病人严重缺氧。

（三）张力性气胸

损伤后气管、支气管或肺损伤裂口与胸膜腔相通，且形成活瓣，吸气时气体从裂口进入胸膜腔，而呼气时裂口活瓣关闭，气体不能排出，使胸膜腔内积气不断增多，压力逐步升高，导致胸膜腔内压力高于大气压，又称为高压性气胸。

1. 呼吸循环功能障碍

胸膜腔压力升高使患侧肺严重萎陷，纵隔明显向健侧移位，健侧肺组织受压，腔静脉回流受阻，导致呼吸、循环功能严重障碍。

2. 气肿形成

胸膜腔内压高于大气压，使气体经支气管、气管周围疏松结缔组织或壁胸膜裂口处进入纵隔或胸壁软组织，并向皮下扩散，形成纵隔气肿或颈、面、胸部等处的皮下气肿（图 8-2）。

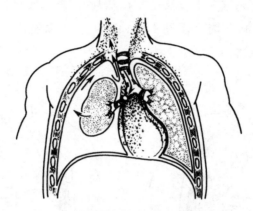

图 8-2　张力性气胸和纵隔、皮下气肿

【临床表现】

（一）闭合性气胸

1. 症状

主要与胸膜腔积气量和肺萎陷程度有关，轻者可无症状，或出现胸闷、胸痛、气促，重者可出现明显呼吸困难。肺萎陷在 30% 以下者为小量气胸，病人无明显呼吸和循环功能紊乱的症状；肺萎陷在 30%~50% 者为中量气胸；肺萎陷在 50% 以上者为大量气胸。后两者均可表现为明显的低氧血症。

2. 体征

患侧胸廓饱满，叩诊呈鼓音，呼吸活动度降低，气管向健侧移位，听诊患侧呼吸音减弱甚至消失。

（二）开放性气胸

1. 症状

明显呼吸困难、鼻翼扇动、口唇发绀，重者伴有休克症状。

2. 体征

患侧可见胸壁伤道，颈静脉怒张，心脏、气管向健侧移位；呼吸时可闻及气体进出胸腔伤口发出吸吮样"嘶嘶"声，称为胸部吸吮伤口；颈部和胸部皮下可触及捻发音；患侧胸部叩诊呈鼓音，听诊呼吸音减弱或消失。

（三）张力性气胸

1. 症状

严重呼吸困难、烦躁、意识障碍、发绀、大汗淋漓、昏迷、休克，甚至窒息。

2. 体征

气管明显移向健侧，颈静脉怒张，多有皮下气肿；患侧胸部饱满，叩诊呈鼓音；呼吸活动度降低，听诊呼吸音消失。

**【辅助检查】**

（一）影像学检查

主要为胸部 X 线检查。

1. 闭合性气胸

显示不同程度的肺萎陷和胸膜腔积气，但其显示的胸膜腔积气征象往往比实际气胸量程度轻。有时可见胸腔积液。

2. 开放性气胸

显示患侧胸膜腔大量积气、肺萎陷，气管和心脏等纵隔内器官向健侧移位。

3. 张力性气胸

显示胸膜腔积气严重、肺完全萎陷，气管和心脏等纵隔内器官向健侧移位。

（二）诊断性穿刺

胸腔穿刺既能帮助明确气胸的诊断，也可抽出气体降低胸膜腔内压，缓解症状。张力性气胸者穿刺时可有高压气体向外冲出，外推针筒芯，抽气后症状缓解，但很快又可加剧。

【处理原则】

以抢救生命为首要原则。处理措施包括封闭胸壁开放性伤口，通过胸腔穿刺抽吸或胸腔闭式引流排出胸膜腔内的积气、积液，防治感染。

（一）胸腔闭式引流术

目的是引流胸膜腔内积气、血液和渗液；重建胸膜腔内负压，保持纵隔的正常位置；促进肺复张。

1. 适应证

①中量、大量气胸、开放性气胸、张力性气胸、血胸、脓胸；②胸腔穿刺术治疗下肺无法复张者；③剖胸手术后引流。

2. 置管方法和置管位置

通常在手术室置管，紧急情况下可在急诊室或病人床旁置管。可根据临床诊断和胸部 X 线检查结果决定置管位置（图 8-3）。

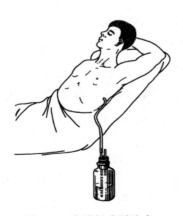

图 8-3　胸腔闭式引流术

（1）积气：由于积气多向上聚集，因此气胸引流一般在前胸壁锁骨中线第2肋间隙。

（2）积液：在腋中线与腋后线间第6或第7肋间隙插管引流。

（3）脓胸：通常选择脓液积聚的最低位置进行置管。

3．胸管种类

（1）以排出积气为主时：宜选择质地较软，管径为1cm的塑胶管，既能引流，又可减少局部刺激和疼痛。

（2）以排出积液和脓液为主时：引流管宜选择质地较硬，管径为1.5~2cm的橡皮管，不易打折和堵塞，利于通畅引流。

4．胸腔引流的装置

传统的胸腔闭式引流装置有单瓶、双瓶和三瓶3种（图8-4）。目前临床上广泛应用的是各种一次性使用的胸腔引流装置。

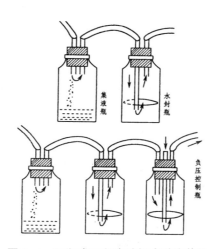

图8-4　双瓶或三瓶胸腔闭式引流装置

（1）单瓶水封闭式引流：水封瓶的橡胶瓶塞上有两个孔，分别插入长、短管。瓶中装有约500ml无菌生理盐水，使长管的下口浸没液面下3~4cm，短管下口远离液面，使瓶内空气与外界大气相通。使用时，长管上的橡皮管与病人的胸腔引流管相连接，接通后即可见长管内水柱升高至液平面以上8~10cm，并随病人呼吸上下波动；若无波动，则提示引流管不通畅。

（2）双瓶水封闭式引流：在上述的水封瓶前面连接一个集液瓶，用于收集胸腔引流液，水封瓶内的密闭系统不会受到引流量的影响。

（3）三瓶水封闭式引流：在双瓶式基础上增加了一个控制抽吸力的负压控制瓶。通常，传导到引流瓶内的抽吸力的大小取决于通气管没入液面的深度。当抽吸力超过没入液面的通气管的高度所产生的压力时，就会有外界空气吸入此引流系统中。若通气管没入液面下 15~20cm，则对该引流装置所施加的负压抽吸力不会大于 15~20cmH$_2$O（1.47~1.96kPa），可防止抽吸力过大引起胸膜损伤。

## （二）不同类型气胸的处理

### 1. 闭合性气胸

（1）小量气胸者，无须特殊处理，积气一般在 1~2 周内自行吸收，但应密切观察病人病情变化。

（2）中量或大量气胸者，可行胸腔穿刺抽尽积气以减轻肺萎陷，必要时行胸腔闭式引流术，排出积气，促使肺尽早膨胀；应用抗生素防治感染。

### 2. 开放性气胸

（1）紧急封闭伤口：是首要的急救措施，立即变开放性气胸为闭合性气胸，为抢救生命赢得时间。可使用无菌敷料如纱布、棉垫或因地制宜利用身边清洁器材如衣物、塑料袋等，在病人深呼气末时封盖吸吮伤口，加压包扎固定，并迅速转送至医院。

（2）安全转运：在运送医院途中如病人呼吸困难加重或有张力性气胸表现时，应在病人呼气时暂时开放密闭敷料，排出胸腔内高压气体后再封闭伤口。

（3）急诊处理：及时清创、缝合胸壁伤口，并行胸腔穿刺抽气减压，暂时缓解呼吸困难，必要时行胸腔闭式引流。

（4）预防和处理并发症：吸氧，以缓解病人缺氧的状况；补充血容量，纠正休克；应用抗生素预防感染。

（5）手术治疗：对疑有胸腔内器官损伤或进行性出血者行开胸探查术，止血、修复损伤或清除异物。

### 3. 张力性气胸

可迅速危及生命，需紧急抢救。

（1）迅速排气减压：是张力性气胸致呼吸困难病人的首要处理措施。紧急情况下应迅速在患侧锁骨中线第 2 肋间，用粗针头穿刺胸腔排气减压，并外接单向活瓣装置。紧急时可在针柄部外接柔软小口塑料袋、气球等，使胸腔内高压气体易于排出，阻止外界气体进入胸腔。

（2）安置胸腔闭式引流：胸腔闭式引流装置的排气孔外接可调节恒定负压的吸引装置，可加快气体排出，促使肺复张。待漏气停止 24 小时后，胸部 X 线证实肺已复张，方可拔除胸腔引流管。

（3）开胸探查：若胸腔引流管内持续不断溢出大量气体，呼吸困难未改善，肺膨胀困难，提示可能有肺和支气管的严重损伤，应考虑开胸探查手术或电视胸腔镜手术探查并修补伤口。

**【护理评估】**

（一）术前评估

1. 健康史

（1）一般情况：了解病人的年龄、性别、职业、经济状况、社会、文化背景等。

（2）外伤史：了解病人受伤时间与经过、受伤部位、暴力大小，有无恶心、呕吐，伤后意识状况，接受的处理情况。

（3）既往史：了解有无胸部手术史、服药史和过敏史等。

2. 身体状况

（1）症状与体征：评估生命体征是否平稳，是否有呼吸困难或发绀，有无休克或意识障碍；是否有咳嗽、咳痰，痰量和性质；有无咳血，咳血次数和量等。评估受伤部位及性质；有无开放性伤口，有无活动性出血，伤口是否肿胀；是否有肋骨骨折、反常呼吸运动或呼吸时空气进出伤口的吸吮样音，气管位置有无偏移；有无颈静脉怒张或皮下气肿；肢体活动情况。

（2）辅助检查：根据胸部 X 线等检查结果，评估气胸的程度、性质及有无胸腔内器官损伤等。

3. 心理–社会状况

了解病人有无恐惧或焦虑，程度如何。病人及家属对损伤及预后的认知、心理承受能力及对本次损伤相关知识的了解程度。

（二）术后评估

1. 术中情况

了解手术、麻醉方式和效果、术中出血、补液、输血情况和术后诊断。

2. 身体状况

评估麻醉是否清醒，生命体征是否平稳，评估末梢循环、引流情况；有无出血、感染等并发症。

3. 心理-社会状况

评估有无不良情绪，能否配合进行术后早期活动和康复锻炼，是否了解出院后继续治疗的相关知识。

## 【常见护理诊断/问题】

（一）气体交换障碍

与胸部损伤、疼痛、胸廓活动受限或肺萎陷有关。

（二）急性疼痛

与组织损伤有关。

（三）潜在并发症

胸腔或肺部感染。

## 【护理目标】

（1）病人能维持正常的呼吸功能，呼吸平稳。

（2）病人疼痛得到缓解或控制，自述疼痛减轻。

（3）病人未发生胸腔或肺部感染，或得到及时发现和处理。

## 【护理措施】

（一）非手术治疗的护理/术前护理

1. 现场急救

病人若出现危及生命的征象时，护士应协同医师施以急救。

（1）开放性气胸：立即用敷料封闭胸壁伤口，使之成为闭合性气胸，阻止气体继续进入胸腔。

（2）闭合性或张力性气胸：积气量多者，应立即协助医师行胸腔穿刺抽气或胸腔闭式引流。

2. 保持呼吸道通畅

（1）吸氧：呼吸困难和发绀者，及时给予吸氧。

（2）有效咳嗽、排痰：及时清理口腔、呼吸道内的呕吐物、分泌物、血液及痰液等，保持呼吸道通畅，预防窒息。痰液黏稠不易咳出者，应用祛痰药物、超声雾化吸入，以稀释痰液利于排出，必要时给予鼻导管吸痰。

（3）建立人工气道：不能有效排痰或呼吸衰竭者，实施气管插管或气管切开给氧、吸痰或呼吸机辅助呼吸。

（4）体位：病情稳定者取半坐卧位，以使膈肌下降，有利于呼吸。

3. 缓解疼痛

病人因疼痛不敢咳嗽、咳痰时，协助或指导病人及其家属用双手按压患侧胸壁，以减轻伤口震动产生疼痛；必要时遵医嘱给予镇痛药。

4. 病情观察

动态观察病人生命体征和意识等变化。重点观察病人呼吸的频率、节律和幅度；有无气促、呼吸困难、发绀和缺氧等症状；有无气管移位或皮下气肿的情况；是否发生低血容量性休克等。

5. 预防感染

有开放性伤口者，遵医嘱使用破伤风抗毒素及抗生素。

6. 术前护理

（1）输液管理：病情危重，有胸腔内器官、血管损伤出血或呼吸困难未能缓解者除做好手术准备外，还应遵医嘱及时输血、补液并记录液体出入量，避免因输液过快、过量而发生肺水肿。

（2）术前准备：急诊手术病人，做好血型鉴定、交叉配血试验及药物过敏试验，手术区域备皮；择期手术者，鼓励其摄入营养丰富、易消化食物，术前晚禁食禁饮。

### （二）术后护理

#### 1. 病情观察

病人术后返回病房，密切观察其生命体征的变化，给予心电监测，并详细记录。妥善安放、固定各种管路并保持通畅。

#### 2. 基础护理

由于切口疼痛及留置有各种管道，病人自理能力下降，根据病人病情和需要做好基础护理和生活护理，如口腔护理、皮肤护理、会阴护理等；鼓励并协助病人早期下床活动，促进疾病康复。

#### 3. 呼吸道管理

（1）协助病人咳嗽咳痰：卧床期间，定时协助病人翻身、坐起、叩背、咳嗽；鼓励并指导病人做深呼吸运动，促使肺扩张，预防肺不张或肺部感染等并发症的发生。

（2）人工气道的护理：实施气管插管或气管切开呼吸机辅助呼吸者。做好呼吸道护理，主要包括气道的湿化、吸痰及保持管道通畅等，以维持有效气体交换。

#### 4. 胸腔闭式引流的护理

（1）保持管道密闭：①用凡士林纱布严密覆盖胸壁引流管周围；②水封瓶始终保持直立，长管没入水中3～4cm；③更换引流瓶或搬动病人时，先用止血钳双向夹闭引流管，防止空气进入；④放松止血钳时，先将引流瓶安置低于胸壁引流口平面的位置；⑤随时检查引流装置是否密闭，防止引流管脱落。

（2）严格无菌操作：①保持引流装置无菌，定时更换引流装置，并严格遵守无菌技术操作原则；②保持胸壁引流口处敷料清洁、干燥，一旦渗湿，及时更换；③引流瓶位置低于胸壁引流口平面60～100cm，依靠重力引流，以防瓶内液体逆流入胸腔，造成逆行感染。

（3）保持引流通畅：定时挤压引流管，防止引流管受压、扭曲和阻塞。病人取半坐卧位，经常改变体位，鼓励病人咳嗽和深呼吸，以利胸膜腔内液体和气体的排出，促进肺复张。

（4）观察记录引流：①密切观察并准确记录引流液的颜色、性状和量；②密切注意水封瓶长管中水柱波动的情况，以判断引流管是否通畅。水柱波动的幅度能反映呼吸道无效腔的大小及胸腔内负压的情况，一般水柱上下波动的范围约为4~6cm。若水柱波动幅度过大，提示可能存在肺不张；若水柱无波动，提示引流管不通畅或肺已经完全复张；若病人出现气促、胸闷、气管向健侧偏移等肺受压症状，则提示血块阻塞引流管，应通过捏挤或使用负压间断抽吸引流瓶中的短玻璃管，促使其恢复通畅，并立即通知医师处理。

（5）处理意外事件：①若引流管从胸腔滑脱，立即用手捏闭胸壁伤口处皮肤，消毒处理后，以凡士林纱布封闭伤口，并协助医师进一步处理；②若引流瓶损坏或引流管从胸壁引流管与引流装置连接处脱落，立即用双钳夹闭胸壁引流管，并更换引流装置。

（6）拔管护理：①拔管指征：留置引流管48~72小时后，如果引流瓶中无气体逸出且引流液颜色变浅，24小时引流液量<50ml，脓液<10ml，胸部X线显示肺复张良好无漏气，病人无呼吸困难或气促，即可考虑拔管；②拔管方法：协助医师拔管，嘱病人先深吸一口气，在深吸气末屏气，迅速拔管，并立即用凡士林纱布和厚敷料封闭胸壁伤口，包扎固定；③拔管后护理：拔管后24小时内，应注意观察病人是否有胸闷、呼吸困难、发绀、切口漏气、渗液、出血和皮下气肿等，如发现异常及时通知医师处理。

5. 并发症的护理

（1）切口感染：保持切口敷料清洁、干燥并及时更换，同时观察切口有无红、肿、热、痛等炎症表现，如有异常，及时报告医师并采取抗感染措施。

（2）肺部感染和胸腔内感染：因开放性损伤易导致胸腔或肺部感染，应密切观察体温变化及痰液性状，如病人出现畏寒、高热或咳脓痰等感染征象，及时通知医师并配合处理。

（三）健康教育

**1. 呼吸功能锻炼**

指导病人练习深呼吸和有效咳嗽、咳痰的方法。嘱病人出院后仍应继续坚持腹式深呼吸和有效咳嗽。

**2. 肢体功能锻炼**

告知病人恢复期胸部仍有轻微不适或疼痛，应尽早开展循序渐进的患侧肩关节功能锻炼，促进功能恢复。但在气胸痊愈 1 个月内，不宜参加剧烈的体育活动，如打球、跑步、抬举重物等。

**3. 定期复诊**

胸部损伤严重者，出院后须定期来院复诊，发现异常及时治疗。伴有肋骨骨折者术后 3 个月应复查胸部 X 线，以了解骨折愈合情况。

## 【护理评价】

通过治疗与护理，病人是否：①呼吸功能恢复正常，呼吸平稳；②疼痛减轻或消失；③并发症得以预防，或得到及时发现和处理。

# 第三节　血　胸

血胸是指胸膜积血。血胸与气胸可同时存在，称为血气胸。

## 【病因】

胸膜腔积血主要来源于心脏、胸内大血管及其分支、胸壁、肺组织、膈肌和心包血管出血。多由胸部损伤，如肋骨骨折断端或利器损伤胸部引起。

## 【病理生理】

体循环动脉、心脏或肺门部大血管损伤可导致大量血胸。胸膜腔积血后，随胸膜腔内血液积聚和压力增高，患侧肺受压萎陷，纵隔被推向健侧，致健侧肺也受压，阻碍腔静脉血液回流，严重影响病人呼吸和循环。肺组织裂伤出血时，因循环压力低，出血量少而缓慢，多可自行停止；胸廓内血管、肋间血管或压力较高的动脉损伤时，出血量多且急，常不易自行停止，可造成有效循环血量减少致循环衰竭，病人可因失血性休克短期内死亡。

## 【分类】

按照病理生理特点，血胸分为 4 种类型。

### （一）进行性血胸

指大量持续出血所致的胸膜腔积血。

### （二）凝固性血胸

当血液在胸膜腔迅速积聚且积血量超过肺、心包及膈肌运动所起的去纤维蛋白作用时，胸膜腔内积血发生凝固，称为凝固性血胸。血凝块机化形成纤维板，限制肺及胸廓活动，进而损害呼吸功能。

### （三）迟发性血胸

受伤一段时间后，因活动致肋骨骨折断端刺破肋间血管或血管破裂处血凝块脱落，发生延迟出现的胸膜腔内积血。

### （四）感染性血胸

血液是良好的培养基，细菌经伤口或肺破裂口侵入后，会在血液中迅速滋生繁殖，形成感染性血胸，最终导致脓血胸。

## 【临床表现】

### （一）症状

血胸的症状与出血量相关。

（1）少量血胸（成人出血量<0.5L）：可无明显症状。

（2）中量血胸（成人出血量 0.5~1.0L）和大量血胸（成人出血量>1.0L）：病人可出现低血容量性休克，表现为面色苍白、脉搏细速、血压下降、四肢湿冷、末梢血管充盈不良等；同时伴有呼吸急促等胸腔积液的表现。血胸病人多并发感染，表现为高热、寒战、出汗和疲乏等全身表现。

（二）体征

患侧胸部叩诊呈浊音、肋间隙饱满、气管向健侧移位、呼吸音减弱或消失等。

【辅助检查】

（一）实验室检查

血常规示血红蛋白和血细胞比容下降。继发感染者，血白细胞计数和中性粒细胞比值增高，积血涂片和细菌培养可发现致病菌。

（二）影像学检查

（1）胸部 X 线：少量血胸者，胸部 X 线仅显示肋膈角消失。大量血胸时，显示胸腔有大片阴影，纵隔移向健侧；合并气胸者可见液平面。

（2）胸部超声：可明确胸腔积液的位置和量。

（三）胸腔穿刺

抽得血性液体时即可确诊。

【处理原则】

（一）非进行性血胸

（1）小量积血不必穿刺抽吸，可自行吸收。

（2）中、大量血胸早期行胸腔穿刺抽出积血，必要时行胸腔闭式引流，以促进肺膨胀，改善呼吸。

（二）进行性血胸

及时补充血容量，防治低血容量性休克；立即开胸探查、止血。

（三）凝固性血胸

为预防感染和血块机化，于出血停止后数日内需经手术清除积血和血凝块；对于已机化的血块，待病情稳定后早期行血块和胸膜表面纤维组织剥除术。

（四）感染性血胸

改善胸腔引流，排尽积血、积脓；若效果不佳或肺复张不良，尽早手术清除感染性积血，剥离脓性纤维膜。

【护理措施】

（一）术前护理

1. 现场急救

包括心肺复苏、保持呼吸道通畅、止血、包扎和固定等。胸部有较大异物者，不宜立即拔除，以免出血不止。

2. 病情观察

（1）监测生命体征：尤其注意呼吸形态、频率及呼吸音的变化，有无缺氧征象，如有异常，立即报告医师予以处理。

（2）发现活动性出血征象：观察胸腔引流液颜色、性状和量，若每小时引流量超过 200ml 并持续 3 小时以上，引流出的血液很快凝固，持续脉搏加快、血压降低，经补充血容量后血压仍不稳定，血红细胞计数、血红蛋白及血细胞比容持续下降，胸部 X 线显示胸腔大片阴影，则提示有活动性出血的可能，应积极做好开胸手术的术前准备。

3. 静脉补液

建立静脉通路，积极补充血容量和抗休克治疗；遵医嘱合理安排输注晶体和胶体溶液，根据血压和心肺功能状态等控制补液的量与速度。

（二）术后护理

1. 病情观察

监测血压、脉搏、呼吸、体温及引流液变化，若发现有活动性出血的征象，应立即报告医师并协助处理；病情危重者，可监测中心静脉压（CVP）。

2. 维持呼吸功能

（1）密切观察呼吸形态、频率及呼吸音变化；

（2）根据病情给予吸氧，观察血氧饱和度变化；

（3）若生命体征平稳，可取半卧位，以利呼吸；

（4）协助病人叩背、咳痰，教会其深呼吸和有效咳嗽的方法，以清除呼吸道分泌物。

3. 胸腔闭式引流的护理

目的是引流胸膜腔内积气、血液和渗液；重建胸膜腔内负压，保持纵隔的正常位置；促进肺复张。

4. 并发症的护理

常见并发症为感染，其护理措施包括：①遵医嘱使用抗生素；②密切观察体温、局部伤口和全身情况的变化；③鼓励病人咳嗽、咳痰，保持呼吸道通畅，预防肺部并发症的发生；④在进行胸腔闭式引流护理过程中，严格遵循无菌操作原则，保持引流通畅，以防胸腔继发感染。

（三）健康教育

1. 休息与营养

指导病人合理休息，加强营养，提高机体免疫力。

2. 呼吸功能锻炼

指导病人腹式呼吸及有效咳嗽的方法，教会其咳嗽时用双手按压患侧胸壁，以免切口疼痛。

3. 定期复诊

出现呼吸困难、高热等不适时及时就诊。

# 第四节　肋骨骨折

肋骨骨折是最常见的胸部损伤，指暴力直接或间接作用于肋骨，使肋骨的完整性和连续性中断。第1~3肋骨粗短，且有锁骨、肩胛骨保护，不易发生骨折，一旦骨折说明致伤暴力巨大，常合并锁骨、肩胛骨骨折和颈部，腋部血管神经损伤。第4~7肋骨长而薄，最易折断。第8~10肋骨前端肋软骨形成肋弓与胸骨相连，而第11~12肋前端游离，弹性较大，均不易发生骨折。若发生骨折，应警惕腹内脏器和膈肌损伤。

## 【病因】

### （一）外来暴力

多数肋骨骨折常因外来暴力所致。外来暴力又分为直接暴力和间接暴力。直接暴力指打击力直接作用于骨折部位而发生的骨折，间接暴力则是胸部前后受挤压而导致的骨折。

### （二）病理因素

老年人肋骨骨质疏松，脆性较大，容易发生骨折。恶性肿瘤发生肋骨转移者或严重骨质疏松者，可因咳嗽、打喷嚏或肋骨病灶处轻度受力而发生骨折。

## 【分类】

根据骨折断端是否与外界相通，可以分为开放性肋骨骨折和闭合性肋骨骨折。根据损伤程度，肋骨骨折又分为单根单处肋骨骨折、单根多处肋骨骨折、多根单处肋骨骨折和多根多处肋骨骨折。

## 【病理生理】

### （一）单根或多根肋骨单处骨折

其上、下仍有完整肋骨支撑胸廓，对呼吸功能影响不大；但若尖锐的肋骨断端内移刺破壁层胸膜和肺组织时，可产生气胸、血胸、皮下气肿、血痰、咯血等；若刺破肋间血管，尤其是动脉，可引起大量出血，导致病情迅速恶化。

### （二）多根多处肋骨骨折

局部胸壁失去完整肋骨支撑而软化，可出现反常呼吸运动（图8-5），即吸气时软化区胸壁内陷，呼气时外突，称连枷胸。若软化区范围较大，吸气和呼气时双侧胸腔内压力差发生变化，使纵隔左右扑动，影响换气和静脉血回流，导致体内缺氧和二氧化碳滞留，严重者可发生呼吸和循环衰竭。

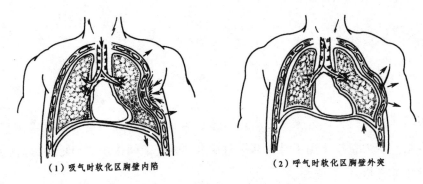

（1）吸气时软化区胸壁内陷　　　　　　（2）呼气时软化区胸壁外突

图8-5　胸壁软化区的反常呼吸运动

## 【临床表现】

### （一）症状

肋骨骨折断端可刺激肋间神经产生局部疼痛，当深呼吸、咳嗽或改变体位时疼痛加剧；胸痛使呼吸变浅、咳嗽无力，呼吸道分泌物增多、潴留，易致肺不张和肺部感染。部分病人可因肋骨折断向内刺破肺组织而出现咯血；根据肋骨骨折损伤程度不同，可出现不同程度的呼吸困难、发绀或休克等。

### （二）体征

受伤胸壁可见肿胀、畸形，局部明显压痛；挤压胸部疼痛加重，甚至产生骨擦音；多根多处肋骨骨折者，伤处可见胸壁反常呼吸运动；部分病人出现皮下气肿。

## 【辅助检查】

（一）实验室检查

出血量大者，血常规示血红蛋白和血细胞比容下降。

（二）影像学检查

胸部 X 线和 CT 检查可显示肋骨骨折的断端错位、断裂线及血气胸等，但不能显示前胸肋软骨折断征象；肋骨三维重建 CT 可以更好地显示肋骨骨折情况。

## 【处理原则】

肋骨骨折处理原则为有效镇痛、肺部物理治疗和早期活动。

（一）闭合性肋骨骨折

1. 固定，控制反常呼吸

直接用弹性胸带固定，或采用多带条胸带或宽胶布条叠瓦式固定胸廓，以减少肋骨断端活动，减少疼痛。此方法适用于闭合性单根单处肋骨骨折的病人，也可用于胸背部、胸侧壁多根多处肋骨骨折但胸壁软化范围小、反常呼吸运动不严重者。多根多处肋骨骨折且胸壁软化范围大、胸壁反常呼吸运动明显的连枷胸病人，可在患侧胸壁放置牵引支架，行牵引固定，或用厚棉垫加压包扎，以减轻或消除胸壁的反常呼吸运动，促进患侧肺复张。近年来也有经电视胸腔镜直视下导入钢丝的方法固定连枷胸。

2. 镇痛

有效控制疼痛能增加连枷胸病人的肺活量、潮气量、功能残气量、肺顺应性和血氧分压，降低气道阻力和软化胸壁的反常运动。根据病人情况可口服或肌内注射镇痛药，也可用病人自控镇痛装置和 1% 普鲁卡因封闭骨折部位或做肋间神经阻滞，甚至可硬膜外置管镇痛。

3. 建立人工气道

对有多根多处肋骨骨折、咳嗽无力、不能有效排痰或呼吸衰竭者，应实施气管插管或切开，以利于抽吸痰液、给氧和施行呼吸机辅助呼吸。正压通气还可对软化胸壁起到"内固定"作用。

4. 预防感染

合理应用抗生素。

### （二）开放性肋骨骨折

除上述相关处理外，还需及时处理伤口。

1. 清创与固定

开放性肋骨骨折胸壁伤口需彻底清创，用不锈钢丝对肋骨断端行内固定术。

2. 胸腔闭式引流

肋骨骨折致胸膜穿破者，需做胸腔闭式引流术。

## 【护理措施】

### （一）非手术治疗的护理/术前护理

1. 维持有效气体交换

（1）现场急救：对于严重肋骨骨折，尤其是胸壁软化范围大、出现反常呼吸且危及生命的连枷胸病人，应协助医师采取急救措施。

（2）保持呼吸道通畅：及时清理呼吸道分泌物，鼓励病人咳出分泌物和血性痰；对气管插管或切开、应用呼吸机辅助呼吸者，加强呼吸道护理，主要包括湿化气道、吸痰及保持管道通畅等。

2. 减轻疼痛

①妥善固定胸部；②遵医嘱使用镇痛药物；③病人咳嗽、咳痰时，协助或指导其用双手按压患侧胸壁，以减轻疼痛。

3. 病情观察

①密切观察生命体征、神志、胸腹部活动度等情况，若有异常，及时报告医师并协助处理；②观察病人有无皮下气肿，记录皮下气肿范围，若气肿迅速蔓延，应立即告知医师。

4. 术前准备

做好血型及交叉配血试验、手术区域备皮等术前准备。

**（二）术后护理**

1. 病情观察

密切观察呼吸、血压、脉搏及神志的变化，观察胸部活动情况。及时发现有无呼吸困难或反常呼吸，发现异常及时通知医师并协助处理。

2. 防治感染

①监测体温变化，若体温超过38.5℃且持续不退，通知医师及时处理；②鼓励并协助病人深呼吸、咳嗽、排痰，以减少呼吸系统并发症；③及时更换创面敷料，保持敷料清洁干燥和引流管通畅。

**（三）健康教育**

1. 合理饮食

进食清淡且富含营养的食物，多食水果、蔬菜，保持大便通畅；忌食辛辣刺激、生冷、油腻食物，以防助湿生痰；多饮水。

2. 休息与活动

保证充足睡眠，骨折已临床愈合者可逐渐练习床边站立、床边活动、室内步行等活动，并系好肋骨固定带。骨折完全愈合后，可逐渐加大活动量。

3. 用药指导

遵医嘱按时服用药物，服药时防止剧烈呛咳呕吐，影响伤处愈合。

4. 复诊指导

定期复查，不适随诊。

# 第五节　心脏损伤

心脏损伤分为钝性心脏损伤与穿透性心脏损伤。

## 一、钝性心脏损伤

钝性心脏损伤多由胸部撞击、减速、挤压、冲击等暴力所致。多发生于右心室，因其紧贴胸骨。心脏在等容收缩期遭受钝性暴力的后果最为严重。

### 【病因】

（一）直接暴力

多为方向盘或重物等撞击前胸部或背部。

（二）间接暴力

高处坠落，心脏受到猛烈震荡；腹部和下肢突然受挤压后大量血液涌入心脏，使心腔内压力骤增；突然加速或减速使心脏碰撞胸骨或脊柱。

### 【病理生理】

钝性心脏损伤的严重程度与暴力撞击的速度、质量、作用时间以及心脏受力面积有关。

（一）心肌挫伤

是临床上最常见的钝性心脏损伤，轻者仅引起心外膜至心内膜下心肌出血，部分心肌纤维断裂；重者可发生心肌广泛挫伤及大面积心肌出血坏死，甚至瓣膜、腱索和室间隔等心内结构损伤。心肌挫伤修复后可能遗留瘢痕，增加以后发生室壁瘤的机会。严重心律失常或心力衰竭为严重心肌挫伤的主要致死原因。

（二）心脏破裂

钝性损伤导致的心脏破裂伤员绝大多数死于事故现场。

【临床表现】

（一）症状

轻者无明显症状，中、重度挫伤可能出现胸痛，伴心悸、气促、呼吸困难，甚至心绞痛等症状。

（二）体征

偶可闻及心包摩擦音，部分病人有前胸壁软组织损伤和胸骨骨折。

【辅助检查】

（一）实验室检查

传统监测方法为乳酸脱氢酶（LDH）及其同工酶和磷酸肌酸激酶（CK）及其同工酶活性测定。近年来已采用单克隆抗体微粒子化学发光或电化学法检查磷酸肌酸激酶同工酶（CK-MB-mass）的质量测定和心肌肌钙蛋白（cardiac troponin，cTn）I 或 T（cTnI/cTnT）测定。

（二）心电图检查

可见心动过速、ST 段抬高、T 波低平或倒置、房性或室性期前收缩等心律失常的表现。

（三）超声心动图

可显示心脏结构和功能的改变，如腱索断裂、室间隔穿破、瓣膜反流、室壁瘤形成等；食管超声心动图可提高心肌挫伤的检出率，同时减少病人胸部损伤时经胸探头检查的痛苦。

【处理原则】

（一）非手术治疗

主要为休息、严密监护、吸氧、镇痛、补充血容量等。临床特殊治疗主要针对心律失常和心力衰竭等严重的致命性并发症，这些并发症大多在伤后早期出现，也有迟发者。心肌挫伤后是否发生严重并发症常难以预测，如果病人出现血流动力学不稳定、心电图异常或上述心肌标志物异常，应尽早转入 ICU 监护治疗。

（二）手术治疗

根据病人心脏受损情况，在全麻体外循环下实施房、室间隔缺损修补术、瓣膜置换术、腱索或乳头肌修复术、冠状动脉旁路移植术或室壁瘤切除术等。

### 二、穿透性心脏损伤

穿透性心脏损伤多数由锐器伤及心脏所致，少数可由钝性暴力导致。穿透性心脏损伤好发的部位依次为右心室、左心室、右心房和左心房；此外，还可导致房间隔、室间隔和瓣膜损伤。

### 【病因】

多由锐器或火器如刀刃、子弹和弹片等穿透胸壁而致心脏损伤。火器伤多导致心脏贯通伤，这类伤员多数死于受伤现场。近年来，由于心脏介入诊断与治疗的普及，医源性心脏穿透伤有所增多。暴力撞击前胸、胸骨或肋骨断端移向心脏也可导致心脏损伤。

### 【病理生理】

穿透性心脏损伤的病理生理取决于心包、心脏损伤程度和心包引流情况。当心包无裂口或裂口较小、流出道不太通畅时，出血不易排出而积聚于心包腔内；由于心包缺乏弹性，只要心包腔内急性少量积血（0.1~0.2L）就可使心包腔内压力急剧升高并压迫心脏，阻碍心室舒张，导致心脏压塞。随着回心血量和心排血量的降低，静脉压增高、动脉压下降，发生急性循环衰竭。致伤物和致伤动能较大时，心包和心脏裂口较大，心包裂口持续开放且流出道通畅时，出血外溢，可从胸壁伤口涌出或流入胸腔，病人迅速发生低血容量性休克。

【临床表现】

（一）症状

开放性胸部损伤导致心脏破裂者，可见胸壁伤口不断涌出鲜血；病人面色苍白、皮肤湿冷、呼吸浅快，很快出现低血容量性休克，甚至死亡。病人还可出现心律失常和心力衰竭。少数病人就诊早期生命体征平稳，虽有胸部外伤史，但仅有胸部小伤口，易延误诊断和最佳抢救时机。

（二）体征

1. 心脏压塞征

致伤物和致伤动能较小时，心包与心脏裂口小，心包裂口易被血凝块阻塞而引流不畅，导致心脏压塞，表现为 Beck 三联征，即：①静脉压增高（>15cmH$_2$O），颈静脉怒张；②心音遥远、心搏微弱；③脉压小，动脉压降低，甚至难以测出。

2. 心脏杂音

若有室间隔损伤，可闻及收缩期杂音；若有瓣膜损伤，可闻及收缩期或舒张期杂音。

【辅助检查】

（一）影像学检查

胸部 X 线有助于诊断，超声心动图可明确有无心包积血及积血量。

（二）心包穿刺

抽得血液可确诊。

（三）手术探查

因穿透性心脏损伤的病情进展迅速，依赖胸部 X 线、心电图、超声心动图，甚至心包穿刺术明确诊断都比较耗时，因此一旦不能排除心脏损伤者，应立即送入具备全身麻醉手术条件的手术室，在局麻下扩探伤道以明确诊断，避免延误抢救的最佳时机。

## 【处理原则】

已有心脏压塞或失血性休克者，应立即行开胸手术。心脏介入诊治过程中发生的医源性心脏损伤，多为导管尖端戳伤。因其口径较小，发现后应立即终止操作，拔除心导管，给予鱼精蛋白中和肝素的抗凝作用，进行心包穿刺抽吸积血，多能获得成功，避免开胸手术。

## 【护理措施】

### （一）术前护理

**1. 急救护理**

对怀疑有心脏压塞者，立即配合医师行心包腔穿刺术，并尽快做好剖胸探查术前准备。

**2. 补充血容量**

迅速建立至少2条以上静脉通路，在监测中心静脉压的前提下输血和补液，维持有效血容量和水、电解质及酸碱平衡。经急救和抗休克处理后，若病情无明显改善且出现胸腔内活动性出血者，立即做好剖胸探查止血的准备。

**3. 病情观察**

密切观察生命体征、神志、瞳孔、中心静脉压、末梢血氧饱和度、尿量及有无心脏压塞等表现。

**4. 缓解疼痛**

遵医嘱给予麻醉镇痛药；积极处理、包扎胸部伤口。

**5. 预防感染**

遵医嘱合理、足量、有效应用抗生素。

### （二）术后护理和健康宣教

参见气胸病人的护理相关内容。

# 第九章　胸壁、胸膜疾病病人的护理

## 第一节　脓　胸

脓胸是指胸膜腔内的化脓性感染。

**【病因与分类】**

按致病菌分为化脓性、结核性和特异病原性脓胸；按感染波及的范围分为局限性脓胸和全脓胸；按病理发展过程，分为急性脓胸和慢性脓胸。

（一）急性脓胸

多为继发性感染，致病菌以肺炎球菌、链球菌多见。近年来，由于抗生素的广泛应用，这些细菌所致脓胸已较前减少，而葡萄球菌特别是耐药性金黄色葡萄球菌所致脓胸却大大增多。若为厌氧菌感染，则称腐败性脓胸。脓胸最主要的原发病灶是肺部感染，少数是胸内和纵隔内其他脏器或身体其他部位感染病灶。致病菌侵入胸膜腔并引起感染的途径有 3 种。

1. 直接侵入

①直接感染：由化脓性病灶侵入或破入胸膜腔，如肺脓肿或邻近组织的脓肿破裂。②间接感染：外伤、异物存留、手术污染、食管胸膜瘘、支气管胸膜瘘或血肿引起继发感染。

2. 淋巴途径

如膈下脓肿、肝脓肿、纵隔脓肿、化脓性心包炎等，通过淋巴管侵犯胸膜腔。

3. 血源性播散

在败血症或脓毒血症时，致病菌可经血液循环进入胸膜腔。

（二）慢性脓胸

急性脓胸的病程如果超过 3 个月，即进入慢性脓胸期，但是急性脓胸和慢性脓胸并没有截然的分界线。形成慢性脓胸的主要原因为：①急性脓胸未及时治疗或处理不当，如引流太迟、引流管拔除过早、引流管过细、引流位置不当等致排脓不畅。②脓腔内有异物存留，如弹片、死骨、引流管残端等，使感染难以控制。③合并支气管或食管瘘而未及时处理。④与胸膜腔毗邻的慢性病灶，如膈下脓肿、肝脓肿、肋骨骨髓炎等反复侵入。⑤有特殊病原菌存在，如结核菌、放线菌等慢性炎症，导致纤维层增厚形成致密的纤维板、肺膨胀不全，使脓腔长期不愈。

【病理生理】

（一）急性脓胸

1. 浆液性渗出期

感染侵犯胸膜后，引起大量炎性胸腔积液渗出。早期渗出液稀薄，呈浆液性。在此期内若能排出渗液，肺易复张。

2. 脓性渗出期

随着病程进展，脓细胞及纤维蛋白增多，渗出液逐渐由浆液性转为脓性，病变局限者称局限性脓胸；病变广泛，脓液布满全胸膜腔时称全脓胸。纤维蛋白沉积于脏、壁胸膜表面。

3. 脓腔形成期

初期纤维素膜附着不牢固、易脱落，以后随着纤维素层的不断增厚、韧性增强而易于粘连，使脓液局限于一定范围内，形成局限性或包裹性脓胸，常位于肺叶间、膈肌上方、胸膜腔后外侧及纵隔面等处（图 9-1）。脓液被分割为多个脓腔时称多房性脓胸；若伴有气管、食管瘘，则脓腔内可有气体，出现液平面，称为脓气胸。脓胸可穿破胸壁，成为自溃性脓胸或外穿性脓胸。

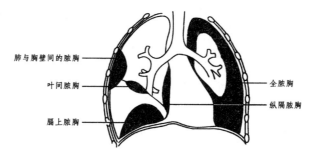

肺与胸壁间的脓胸

叶间脓胸

膈上脓胸

全脓胸

纵隔脓胸

图9-1 脓胸分类示意图

（二）慢性脓胸

在急性脓胸的病理基础上发展形成，毛细血管及炎性细胞形成肉芽组织，纤维蛋白沉着机化并在脏、壁胸膜上形成韧厚致密的纤维板，构成脓腔壁。纤维板日益增厚，机化形成瘢痕而固定紧束肺组织，牵拉胸廓使之内陷，纵隔向患侧移位，并限制胸廓的活动，从而降低呼吸功能。由于壁胸膜变厚，使肋间肌萎缩、肋间隙变窄，可出现肋骨畸形及脊柱侧凸。

**【临床表现】**

（一）急性脓胸

1. 症状

常有高热、脉速、呼吸急促、食欲减退、胸痛及全身乏力等不适，积脓较多者尚有胸闷、咳嗽、咳痰症状，严重者可出现发绀和休克。

2. 体征

患侧呼吸运动减弱，肋间隙饱满，语音震颤减弱，叩诊呈浊音；脓气胸者叩诊上胸部呈鼓音，下胸部呈浊音；听诊呼吸音减弱或消失。

（二）慢性脓胸

1. 症状

常有长期低热、食欲减退、消瘦、贫血、低蛋白血症等慢性全身中毒症状；有时可伴有气促、咳嗽、咳脓痰等症状。

2. 体征

可见胸廓内陷，呼吸运动减弱，肋间隙变窄；支气管及纵隔偏向患侧；听诊呼吸音减弱或消失；可有杵状指（趾）；严重者有脊柱侧凸。

**【辅助检查】**

（一）实验室检查

急性脓胸时血白细胞计数和中性粒细胞比值升高；慢性脓胸时红细胞计数、血细胞比容和血清蛋白水平降低。

（二）胸部 X 线

1. 急性脓胸

少量积液显示肋膈角变钝；中等量以上积液则显示内低外高的弧形致密影，呈典型的 S 形（Ellis 线）；大量积液患侧呈大片致密阴影；如伴有支气管瘘、食管瘘，可出现气液平面；局限性脓胸于相应部位呈包裹阴影。

2. 慢性脓胸

X 线检查可见胸膜增厚，肋间隙变窄及大片密度增强模糊阴影，膈肌升高，纵隔移向患侧。脓腔造影或瘘管造影可明确脓腔范围和部位，但支气管胸膜瘘者慎用或禁用。

（三）胸膜腔穿刺

抽得脓液即可确诊。将脓液送镜检，做细菌培养和药敏试验，可为细菌定性和选用有效抗生素提供依据。

**【处理原则】**

（一）急性脓胸

1. 消除病因

如食管气管瘘、支气管残端瘘等。

2. 控制感染

根据致病微生物对药物的敏感性，选用有效、足量的抗生素，控制全身和胸膜腔内感染。

3. 尽早排净积脓

方法有胸腔穿刺、胸腔闭式引流、早期脓胸廓清术等，目的是使肺早日复张。

4. 全身支持治疗

如补充营养素，维持水、电解质酸碱平衡，纠正贫血等。

（二）慢性脓胸

1. 非手术治疗

方法包括：①改善病人全身情况，消除中毒症状和纠正营养不良；②积极治疗病因，消灭脓腔；③尽量使受压的肺复张，恢复肺功能。

2. 手术治疗

慢性脓胸多需手术治疗，目的是清除异物，消灭脓腔，尽可能保存肺功能。常用的手术方法有：①胸膜纤维板剥除术；②胸廓成形术；③胸膜肺切除术。不同的手术方法各有其适应证，必要时需综合应用。

**【护理评估】**

（一）术前评估

1. 健康史

（1）一般情况：包括病人的年龄、性别、婚姻和职业等；成年女性病人月经史、生育史等。

（2）既往史：了解有无肺炎久治不愈或其他反复发作的感染性疾病史、发病经过及诊治过程。

（3）家族史：了解家庭成员有无胸壁、胸膜疾病或肺部感染、肿瘤病人。

2. 身体状况

（1）症状与体征：①全身：评估病人有无发热；有无水、电解质紊乱；有无全身乏力、食欲减退、消瘦、贫血、低蛋白血症等慢性全身中毒症状。②局部：评估病人有无胸痛、呼吸急促、发绀；有无咳嗽，并评估咳痰，痰量、颜色及性状；胸部有无塌陷、畸形；肋间隙是饱满还是变窄；气管位置是否居中；纵隔有无移位；呼吸音是否减弱或消失；患侧胸部叩诊有无浊音；是否有杵状指（趾）等局部症状和体征。

（2）辅助检查：①血常规是否示白细胞计数升高，中性粒细胞比值增高；红细胞计数或血细胞比容降低；②有无低蛋白血症；③脓液细菌培养结果；④胸部 X 线有无异常发现。

3. 心理–社会状况

评估病人和家属对本病的认知、心理承受程度、有无异常情绪及心理反应等。

（二）术后评估

1. 术中情况

了解手术、麻醉方式，术中有无出血、输血输液情况。

2. 身体状况

评估麻醉是否清醒，生命体征是否平稳，术后脓液引流情况等。

3. 心理–社会状况

评估有无焦虑、担忧等，能否配合术后早期活动与康复锻炼等。

【常见护理诊断/问题】

（一）气体交换障碍

与脓液压迫肺组织、胸壁运动受到限制有关。

（二）急性疼痛

与炎症刺激有关。

（三）体温过高

与感染有关。

（四）营养失调：低于机体需要量

与营养素摄入不足、代谢增加、消耗增加有关。

【护理目标】

（1）病人呼吸功能改善，无气促、发绀等缺氧征象。
（2）病人疼痛减轻或消失。
（3）病人体温恢复正常。
（4）病人营养状况逐步恢复正常。

【护理措施】

（一）术前护理

1. 加强营养

多进食高蛋白、高热量和富含维生素的食物。根据病人的口味与需要制定食谱，合理调配饮食，保证营养供给。对贫血和低蛋白血症者，可少量多次输入新鲜血液或血浆。

2. 皮肤护理

协助病人定时翻身、活动肢体；及时更换汗湿的衣被，保持床单平整干净，预防压疮发生。

3. 减轻疼痛

指导病人做腹式深呼吸，减少胸廓运动、减轻疼痛；必要时予以镇静、镇痛处理。

4 降低体温

高热者给予冰敷、乙醇擦浴等物理降温措施，鼓励病人多饮水，必要时给予药物降温。

5. 改善呼吸功能

（1）体位：取半坐卧位，以利于呼吸和引流。有支气管胸膜瘘者取患侧卧位，以免脓液流向健侧引起窒息。

（2）吸氧：根据病人呼吸情况给氧，氧流量 2~4L/min。

（3）保持呼吸道通畅：痰液较多者，协助病人排痰或体位引流，并遵医嘱合理使用抗生素控制感染。

（4）协助医师进行治疗：①急性脓胸者，为控制感染及改善呼吸，可每日或隔日一次行胸腔穿刺抽脓。抽脓后，胸腔内注射抗生素。脓液多时，分次抽吸，每次抽脓量不宜过多，穿刺过程中及穿刺后应注意观察病人有无不良反应。②脓液稠厚不易抽出，或经治疗脓液不见减少，病人症状不见明显改善，或发现有大量气体，疑伴有气管、食管瘘或腐败性脓胸等，均宜及早施行胸腔闭式引流术。③已行脓腔闭式引流者，若脓腔大、脓液黏稠、引流通畅性差、胸腔粘连、纵隔固定，可改为胸腔插管开放引流。待脓腔容积测定少于 10ml 时，可拔出引流管，瘘管自然愈合。原有脓腔引流不畅或引流部位不当者，应重新调整引流，以排出胸腔积脓。

6. 心理护理

与病人交谈，关心体贴病人，鼓励其树立战胜疾病的信心，使之能积极配合治疗，早日康复。

（二）术后护理

1. 病情观察

严密监测病人心率、血压、呼吸及神志变化；注意观察病人的呼吸频率、幅度，有无呼吸困难、发绀等征象，发现异常及时通知医师。

2. 维持有效呼吸

（1）控制反常呼吸：慢性脓胸行胸廓成形术后病人，应让其取术侧向下卧位，用厚棉垫、胸带加压包扎，并根据肋骨切除范围，在胸廓下垫一硬枕或用 1~3kg 沙袋压迫，以控制反常呼吸。包扎松紧适宜，经常检查，随时调整。

（2）呼吸功能训练：鼓励病人有效咳嗽、咳痰、吹气球、使用呼吸功能训练器，促使肺膨胀，增加通气量。

3. 保持引流管通畅

（1）急性脓胸：如病人能及时彻底排出脓液，使肺逐渐膨胀，脓腔闭合，一般可治愈。

（2）慢性脓胸：①引流管不能过细，引流位置适当，勿插入太深，以免影响脓液排出；②若脓腔明显缩小，脓液不多，纵隔已固定，可将闭式引流改为开放式引流；③开放式引流者，保持局部清洁，及时更换敷料，妥善固定引流管，防止其滑脱；④引流口周围皮肤涂氧化锌软膏，防止发生皮炎；⑤行胸膜纤维板剥脱术病人术后易发生大量渗血，严密观察生命体征及引流液的性状和量。若病人血压下降、脉搏增快、尿量减少、烦躁不安且呈贫血貌或胸腔闭式引流术后2~3小时引流量>100ml/h且呈鲜红色时，立即报告医师，遵医嘱快速输注新鲜血，给予止血药，必要时做好再次开胸止血的准备。

4. 康复训练

胸廓成形术后病人，由于手术需要切断某些肌群，特别是肋间肌，易引起脊柱侧弯及术侧肩关节的运动障碍，故病人需采取直立姿势，坚持练习头部前后左右回转运动，练习上半身的前屈运动及左右弯曲运动。自术后第1日起即开始上肢运动，如上肢屈伸、抬高上举、旋转等，使之尽可能恢复到术前的活动水平。

（三）健康教育

1. 预防疾病

注意保暖，避免受凉，防止肺部感染。及时发现感染症状并积极治疗。

2. 有效治疗

遵医嘱按时服药。定期复查肺功能，如有不适，随时复诊。

3. 疾病康复

嘱病人加强营养；保证充足睡眠，避免劳累；指导病人进行呼吸功能锻炼及有氧运动，如深呼吸、吹气球、太极拳、散步等，以增加肺活量，改善肺功能，增强机体抵抗力。

【护理评价】

通过治疗与护理，病人是否：①呼吸功能改善，气促、发绀、胸闷等症状改善或消失；②疼痛减轻；③体温恢复正常；④营养状况改善，体重增加，贫血改善。

# 第二节　漏斗胸

漏斗胸是指前胸壁胸骨中下部与其两侧肋骨异常向后弯曲凹陷，呈舟状或漏斗状的胸壁畸形；胸骨体剑突交界处凹陷最深。胸骨柄及两侧的第 1、2 肋软骨正常，而以下的肋软骨与胸骨体及剑突均向后凹陷。

## 【病因】

有家族倾向，可能与基因改变有关。有人认为此畸形是由于肋骨生长不协调，下部较上部迅速，挤压胸骨向后而成；亦有人认为是因膈肌纤维前面附着于胸骨体下端和剑突，在膈中心腱过短时将胸骨和剑突向后牵拉所致。

## 【临床表现】

### （一）症状

婴儿期漏斗胸压迫症状较轻者常未被注意。患儿常体型瘦弱，不好动，易患呼吸道感染，活动耐力受到限制。活动时出现心慌、气短和呼吸困难。

### （二）体征

除胸廓凹陷畸形外，常有轻度驼背、腹部凸出等特殊体型。

## 【辅助检查】

心脏 X 线和心电图常有心脏向左移位和顺时钟方向旋转。胸部 X 线可见下段胸骨向后凹陷，与脊柱间的距离缩短。胸部 CT 显示凹陷更为确切清晰。

## 【处理原则】

轻度畸形不需要特殊处理。畸形严重者，影响生长发育和呼吸、循环功能，造成患儿心理负担，应早期手术治疗。手术时机以 2～5 岁最佳。微创漏斗胸矫正术（Nuss 手术）为当今首选术式，该手术采用两侧胸壁小切口，在胸腔镜辅助下于畸形胸骨后置入特殊材质的矫形钢板支撑抬高胸骨，无须切断胸骨及肋骨，2~3 年后拆除钢板，胸廓形状即可恢复正常，手术效果较满意，创伤小。

**【护理措施】**

(一) 术前护理

1. 心理护理

由于体型改变影响美观，漏斗胸患儿常有自卑心理，同时对手术和麻醉充满恐惧，担心手术矫形的效果以及手术对学习生活的影响。护士应及时同患儿及家属沟通，向他们介绍手术的适应证、方法、优点等，并耐心回答他们提出的问题，消除患儿及家属的焦虑恐惧心理，配合医护人员做好术前准备，以提高手术成功率。

2. 营养支持

因胸骨压迫心、肺、食管，部分患儿发育迟缓，体质瘦弱，进食后有食物反流现象。术前要评估患儿的营养状况，讲解术前营养支持的重要性及必要性，指导患儿进食高蛋白、高热量、高维生素饮食，如肉、蛋、奶类，新鲜水果和蔬菜。必要时静脉输液，补充能量、维生素。

3. 术前准备

指导患儿练习有效咳嗽、咳痰和腹式深呼吸；辅助医师准确测量两侧腋中线的距离，选择合适长度的钢板；练习床上大小便。

(二) 术后护理

1. 保持呼吸道通畅

按全麻术后护理常规护理，床旁配备氧气，吸痰装置，并确保性能良好。患儿毕回病房后去枕平卧，头部偏向一侧，予鼻导管给氧。及时吸出呼吸道分泌物，保持呼吸道通畅。出现躁动者，应用镇静剂。密切观察患儿的面色、呼吸情况，如有异常及时通知医师。

2. 体位

漏斗胸矫形术后体位不同于一般胸外科手术，术后一定要保持平卧，选择硬板床，不要使用海绵等软床垫。年长儿童可枕一薄枕，盖被轻薄，避免胸部负重。同时严禁翻身侧卧，以防胸廓受压变形，胸骨、肋软骨缝合处及克氏针移位。术后第 1 日即可下床活动。注意扶患儿坐起时应平托其后背，保持胸背部挺直，避免牵拉上肢。

3. 饮食

患儿术后麻醉清醒 4~6 小时，无腹胀、恶心呕吐症状即可进食，一般先进食流质、半流质饮食，并逐渐过渡到正常饮食。指导患儿加强营养，多进食营养丰富的肉类、蛋、奶类，新鲜水果和蔬菜。

4. 并发症的护理

主要并发症为气胸，术后应密切观察患儿的呼吸型态、频率和节律，定时听诊双肺呼吸音是否清晰、一致，有无鼻翼扇动、口唇发绀等缺氧症状。避免翻身、叩背，防止支架移位损伤肺脏。少量气胸可行胸腔穿刺，大量气胸则须放置胸腔闭式引流。严密监测患儿的体温，注意观察有无伤口感染或呼吸道感染。

5. 健康教育

出院后继续睡硬板床 1 年，睡时保持仰卧位，避免侧卧位；站立、行走时保持背部挺直，2 个月内不弯腰搬重物。盖被轻薄，衣服不宜过紧，尽量避免胸部负重受压。年龄小、好动的患儿家长要加强看护，防止外伤、摔跤，术后短期可穿防护背心。Nuss 术后支架取出前不能进行胸部和上腹部的 MRI 检查。Nuss 术后定期复查胸部 X 线，以确定钢板有无移位，如患儿出现呼吸困难、胸闷或胸痛，应立即复诊。

# 第三节　　胸壁、胸膜肿瘤

## 一、胸壁肿瘤

胸壁肿瘤是指胸廓深部软组织、肌肉、骨骼的肿瘤。

## 【病因与分类】

胸壁肿瘤分为原发性和继发性 2 类。

（一）原发性胸壁肿瘤

发生于前胸壁及侧胸壁者多于后胸壁。原发于骨组织者，20%发生于胸骨，80%发生于肋骨。分为良性和恶性2种。常见的骨骼良性肿瘤有骨纤维瘤、骨瘤、软骨瘤、骨软骨瘤等；骨骼恶性肿瘤则多为各种肉瘤，其中软骨肉瘤约占30%~40%。起源于深部软组织者，有神经类肿瘤、脂肪瘤、纤维瘤、血管瘤及各类肉瘤等。

（二）继发性胸壁肿瘤

多由其他部位的恶性肿瘤转移而来，以转移至肋骨最为多见，常造成肋骨的局部破坏或病理性骨折，引起疼痛，但肿块多不明显；也可由邻近器官肿瘤直接侵犯形成，如肺癌、肾癌、乳腺癌、胃癌和食管癌等。

【临床表现】

约20%的胸壁肿瘤病人早期无明显症状。恶性肿瘤往往表现为肿块生长迅速、边缘不清、表面有扩张血管、疼痛等。良性骨或软骨肿瘤的肿块大多坚硬如骨、边缘清楚、增长缓慢。

【辅助检查】

胸部X线有助于诊断及鉴别诊断。必要时可做肿瘤的针刺活检或切取活检以明确诊断。但取活组织检查最好与手术同时进行。

【处理原则】

无论是良性还是恶性，胸壁肿瘤均应及早手术切除。①胸壁良性肿瘤可行肿瘤局部切除，但某些具有易复发及恶性倾向的良性肿瘤如纤维瘤、软骨瘤、骨软骨瘤、骨巨细胞瘤等应适当扩大切除范围，除切除病变肋骨外，应切除上下各一正常肋骨。②胸壁恶性肿瘤必须行彻底的胸壁整块切除，范围包括肌层、骨骼、肋间组织、壁层胸膜和局部淋巴结，切除范围应超过肿瘤边缘5cm，如肿瘤已侵及肺，应同时行肺切除术。切除后胸壁大面积组织缺损宜同期实施修补术，其目的是闭合胸膜腔及维持胸壁的稳定。胸壁恶性肿瘤手术切除后，应联合放射治疗及化学治疗等综合治疗，以期提高治疗效果。

**【护理措施】**

（一）术前护理

并发慢性支气管炎者，术前应遵医嘱给予足量抗生素控制肺部感染；做好术前放射治疗或化学治疗期间的对症护理；做好胸壁重建的术前准备。

（二）术后护理

加强呼吸道护理，鼓励病人有效排痰，必要时行气管切开和呼吸机辅助呼吸；手术部位适当加压包扎，防止积液及感染；遵医嘱合理应用抗生素。

**二、胸膜肿瘤**

胸膜肿瘤包括 2 大类，即原发性胸膜肿瘤和继发性胸膜肿瘤。

**【病因与分类】**

（一）原发性胸膜肿瘤

较少见。以胸膜间皮瘤为例，国外报告其发生率为 0.02% ~ 0.4% 之间，国内报告仅为 0.04%。来自胸膜下结缔组织成分的肿瘤更为少见，包括平滑肌、血管、淋巴管、神经和脂肪组织的肿瘤，每一种均可有其相对应的恶性肿瘤。胸膜间皮瘤是一罕见的来源于中胚层的肿瘤，绝大多数为恶性，其病因与长期吸入石棉粉尘有密切关系。临床常将其分为局限型及弥漫型 2 类。

（二）继发性胸膜肿瘤

其中临床上最常见的是胸膜转移瘤。几乎任何部位的原发肿瘤均可形成胸膜转移。女性乳腺癌和男性肺癌是发生胸膜转移瘤的常见原发肿瘤。

**【临床表现】**

(一) 原发性胸膜肿瘤

1. 弥漫型恶性胸膜间皮瘤

起源于间皮细胞的原发性胸膜肿瘤，其恶性程度高，病变广泛，早期诊断比较困难，部分病人进展极快，预后差。弥漫型恶性胸膜间皮瘤可发生于任何年龄，常见于 40~70 岁。男性多于女性。此病起病症状不明显，常见症状有呼吸困难、持续性剧烈胸痛、干咳等，常伴有大量血性胸腔积液。肿瘤侵犯肺或支气管，可继发少量咯血。偶尔可见同侧 Horner 综合征或上腔静脉综合征。晚期一般可有全身不适、厌食、消瘦、全身衰竭等。

2. 局限型胸膜间皮瘤

生长缓慢，比弥漫型恶性间皮瘤多见。绝大多数呈良性表现，约 50% 无症状。咳嗽、胸痛和发热为常见表现。

(二) 继发性胸膜肿瘤

大多数胸膜转移瘤病人往往无症状，而在胸部 X 线检查时发现胸膜腔渗液。胸膜转移瘤可用胸腔穿刺及胸膜活检确诊。

**【辅助检查】**

胸部 X 线常显示胸膜致密，偶尔伴有胸膜腔渗液。胸部 CT 能显示病变的范围、程度和胸内脏器受累的情况，是决定外科手术可行性的可靠诊断技术。还可行胸腔积液细胞学检查、胸膜针刺活检、经皮胸内肿块穿刺活检、胸腔镜活检、剖胸活检及锁骨上淋巴结活检等。其中胸腔镜活检是诊断恶性胸膜间皮瘤最好的手段。

**【处理原则】**

(一) 原发性胸膜肿瘤

弥漫性恶性胸膜间皮瘤的治疗较困难，早年的全胸膜肺切除术创伤大、并发症多、死亡率高，现已很少应用。近年来一些药物治疗取得了一定的效果。此病总体上恶性程度高，预后不良。局限型纤维间皮瘤常采用手术切除，预后较好。

### （二）继发性胸膜肿瘤

其治疗应主要针对原发瘤，但也常需控制胸膜腔渗液。向胸腔内注射各种不同的化学药物，如氮芥、四环素，以防恶性胸腔积液复发。

## 【护理措施】

### （一）原发性胸膜瘤

**1. 心理护理**

病人血性胸腔积液较多，持续时间较长，需长期胸腔闭式引流，很容易产生急躁、忧虑、恐惧的心理。应及时把握病人的心理活动，对病人进行心理疏导。

**2. 疼痛护理**

了解病人疼痛的程度，指导病人应用放松和深呼吸的技巧，安排病人看电视，听音乐、读报纸等，使病人身心舒适，减轻疼痛的感受。

**3. 胸腔闭式引流的护理**

保持引流通畅，维持有效引流，防止感染。

**4. 胸腔内化学治疗的护理**

化学治疗前进清淡易消化饮食，预防呕吐。注药前要将胸腔积液抽净，注药后要每 30 分钟更换一次体位，使药物充分均匀分布于胸膜腔。协助病人做好生活护理，加强口腔护理和皮肤护理，预防感染。

### （二）继发性胸膜瘤

主要是针对其原发肿瘤的护理。如需行胸腔闭式引流、胸腔内化学治疗，其护理措施同原发性胸膜瘤。

# 第十章 肺部疾病病人的护理

## 第一节 肺 癌

肺癌多数起源于支气管黏膜上皮，也称支气管肺癌。发病年龄大多在 40 岁以上，以男性多见，居全世界和我国城市男性恶性肿瘤发病率和死亡率的第一位。近年来，全世界肺癌的发病率和死亡率正在迅速上升，女性肺癌的发病率增加更明显。

【病因】

病因至今尚不明确。吸烟是肺癌的重要风险因素，烟草内含有苯并芘等多种致癌物质，吸烟量越多、时间越长、开始吸烟年龄越早，肺癌发病率越高。其他风险因素包括化学物质（石棉、铬、镍、铜、锡、砷、煤烟焦油和石油中的多环芳烃等）、放射性物质、空气污染、饮食因素、免疫状态、代谢活动、肺部慢性感染、遗传易感性和基因突变（如 $P_{53}$、$nm23-H_1$、EGFR、Ras 等基因突变及表达的变化）。

【病理生理与分类】

肺癌起源于支气管黏膜上皮，局限于基底膜内者称为原位癌。癌肿可以向支气管腔内或邻近的肺组织生长，并可以通过淋巴、血行转移或直接向支气管转移扩散。

肺癌的分布右肺多于左肺，上叶多于下叶。起源于主支气管、肺叶支气管，靠近肺门者称为中心型肺癌；起源于肺段支气管以下，分布在肺的周围部分者称为周围型肺癌。

（一）分类

2004 年世界卫生组织（WHO）修订肺癌的病理分型标准，按细胞类型将肺癌分为 9 种：①鳞状细胞癌；②小细胞癌；③腺癌；④大细胞癌；⑤腺鳞癌；⑥肉瘤样癌；⑦类癌；⑧唾液腺型癌；⑨未分类癌。

临床最常见的肺癌可分为 2 类：非小细胞肺癌（non-small cell lung cancer, NSCLC）和小细胞肺癌（small cell lung cancer, SCLC）。

1. 非小细胞癌

主要包括下列 3 种组织类型。

（1）腺癌：发病率上升明显，已成为最常见的类型，多为周围型，生长速度较慢，局部浸润和血行转移早期即可发生，淋巴转移发生较晚。细支气管肺泡癌是腺癌的特殊类型，影像学呈特征性的磨砂玻璃样病灶（ground-glass opacity, GGO），显微镜下可见癌细胞沿细支气管、肺泡管和肺泡壁生长，不侵犯肺间质。

（2）鳞状细胞癌（鳞癌）：多见于老年男性，与吸烟关系密切，中心型多见。倾向于管腔内生长，早期可引起支气管狭窄或阻塞性肺炎；晚期可发生变性、坏死，形成空洞或癌性肺脓肿。生长速度较为缓慢，病程较长，转移时间较晚，通常先经淋巴转移，血行转移较晚。

（3）大细胞癌：老年男性、周围型多见。肿块多较大，常见中心坏死，显微镜下为多边形大细胞，胞质丰富，排列松散，核大。分化程度低，预后不良。

2. 小细胞癌

老年男性、中心型多见。细胞形态与小淋巴细胞相似，形如燕麦穗粒，旧称燕麦细胞癌。胞质内含有神经内分泌颗粒，恶性程度高，侵袭力强，远处转移早，较早出现淋巴和血行转移，预后较差。

此外，少数肺癌病人同时存在不同组织类型的肺癌，如腺癌和鳞癌混合，非小细胞癌与小细胞癌并存。

（二）转移

1. 直接扩散

癌肿沿支气管壁向支气管管腔内生长，可造成支气管管腔部分或全部阻塞；亦可直接扩散侵入邻近肺组织，并穿越肺叶间裂侵入相邻的其他肺叶；随着癌肿不断长大，还可侵犯胸壁、胸内其他组织和器官。

2. 淋巴转移

是常见的扩散途径。癌细胞经支气管和肺血管周围的淋巴管，先侵入邻近的肺段或肺叶支气管周围的淋巴结，然后到达肺门或隆突下淋巴结，或侵入纵隔和气管旁淋巴结，最后累及锁骨上前斜角淋巴结和颈部淋巴结。纵隔和气管旁及颈部淋巴结转移一般发生在肺癌同侧，但也可以在对侧，即交叉转移。肺癌侵犯胸壁或膈肌后，可以向腋下淋巴结或上腹部的主动脉旁淋巴结转移。肺癌可以在肺内、肺门淋巴结无转移情况下发生纵隔淋巴结转移，称为跳跃转移。

3. 血行转移

多发生于肺癌晚期，小细胞癌和腺癌的血行转移较鳞癌更为常见。通常癌细胞直接侵入肺静脉，然后经左心随体循环血流转移到全身各处器官和组织，常见有骨、脑、肝、肾上腺等。

**【临床表现】**

肺癌的临床表现与癌肿的部位、大小、是否压迫和侵犯邻近器官及有无转移等密切相关。

（一）早期

多无明显表现，癌肿增大后常出现以下表现。

1. 咳嗽

最常见，为刺激性干咳或少量黏液痰，抗感染治疗无效。当癌肿继续长大引起支气管狭窄时，咳嗽加重，呈高调金属音。若继发肺部感染，可有脓痰，痰量增多。

2. 咳血

多为痰中带血点、血丝或断续地少量咳血；癌肿管可引咳血，但较少见。

3. 胸痛

为肿瘤侵犯胸膜、胸壁、肋骨及其他组织所致。表现为胸部不规则隐痛或钝痛，可随呼吸、咳嗽加重。

4. 胸闷、发热

出现在当癌肿引起较大支气管不同程度的阻塞，发生阻塞性肺炎和肺不张时，还可以表现出局限性哮鸣、气促等症状。

（二）晚期

除发热、食欲减退、体重减轻、倦怠及乏力等全身症状外，还可出现癌肿压迫、侵犯邻近器官组织或发生远处转移时的征象。

1. 压迫或侵犯膈神经

引起同侧膈肌麻痹。

2. 压迫或侵犯喉返神经

引起声带麻痹、声音嘶哑。

3. 压迫上腔静脉

引起上腔静脉压迫综合征，表现为上腔静脉回流受阻，面部、颈部、上肢和上胸部静脉怒张，皮下组织水肿，上肢静脉压升高，可出现头痛、头昏或晕厥。

4. 侵犯胸膜及胸壁

可引起持续的剧烈胸痛和胸腔积液。胸腔积液常为血性，大量积液可引起气促。若侵犯胸膜则为尖锐刺痛，呼吸及咳嗽时加重；若压迫肋间神经，疼痛可累及其神经分布区；若侵犯肋骨或胸椎，相应部位出现压痛。

5. 侵入纵隔、压迫食管

可引起吞咽困难和支气管-食管瘘。

6. 肺上沟瘤

亦称 Pancoast 肿瘤，可侵入纵隔和压迫位于胸廓上口的器官或组织，如第 1 肋间或锁骨下动静脉、臂丛神经等而产生剧烈胸肩痛、上肢静脉怒张、水肿、臂痛和上肢运动障碍等；若压迫颈交感神经则会引起同侧上眼睑下垂、瞳孔缩小、眼球内陷、面部无汗等，称为颈交感神经综合征，又称 Homer 综合征。

7. 肿瘤远处转移征象

（1）脑：头痛最为常见，出现呕吐、视觉障碍、性格改变、眩晕、颅内压增高、脑疝等。

（2）骨：局部压痛较常见，转移至椎骨等承重部位可引起骨折、瘫痪。

（3）肝：肝区疼痛最为常见，出现黄疸、腹水、食欲不振等。

（4）淋巴结：引起淋巴结肿大。

（三）非转移性全身症状

少数病人可出现非转移性全身症状，如杵状指、骨关节痛、骨膜增生等骨关节病综合征、Cushing综合征、重症肌无力、男性乳房发育、多发性肌肉神经痛等，称为副癌综合征，可能与肿瘤产生的内分泌物质有关，手术切除癌肿后症状可消失。

**【辅助检查】**

（一）痰细胞学检查

是肺癌普查和诊断的一种简便有效的方法。肺癌表面脱落的癌细胞可随痰咳出，故痰中找到癌细胞即可确诊。

（二）影像学检查

胸部X线和CT可了解癌肿大小及其与肺叶、肺段、支气管的关系。CT可发现X线检查隐藏区的早期肺癌病变。肺部可见块状阴影，边缘不清或呈分叶状，周围有毛刺；若有支气管梗阻，可见肺不张；若肿瘤坏死液化可见空洞；如有转移可见相应转移灶。PET-CT能对病灶进行精准定位和分期，可提高诊断的准确性。胸部MRI不常用，但可为肺上沟瘤提供胸壁侵犯及锁骨下血管和臂丛神经受累的准确信息，脑部MRI用于确定是否有脑转移。骨扫描用于骨转移筛查。

（三）纤维支气管镜检查

诊断中心型肺癌的阳性率较高，可直接观察到肿瘤大小、部位及范围，并可钳取或穿刺病变组织做病理学检查，亦可用支气管刷取肿瘤表面组织检查或取支气管内分泌物行细胞学检查。

（四）其他

如胸腔镜、纵隔镜、经胸壁穿刺活组织检查、转移病灶活组织检查、胸腔积液检查、肿瘤标志物检查、开胸探查等。

## 【临床分期】

肺癌的 TNM 分期对临床治疗方案的选择具有重要指导意义，现介绍国际抗癌联盟（UICC）的肺癌 TNM 临床分期（第 8 版）（表 10-1，表 10-2），该分期适用于非小细胞肺癌和小细胞肺癌。

表 10-1　肺癌国际 TNM 分期标准第 8 版

| 分期 | 定义 |
| --- | --- |
| 原发肿瘤（T） | |
| $T_x$ | 未发现原发肿瘤，或通过痰细胞学或支气管灌洗发现癌细胞，但影像学及支气管镜无法发现 |
| $T_0$—— | 无原发肿瘤的证据 |
| $T_{is}$ | 原位癌 |
| $T_1$ | 肿瘤最大径≤3cm，周围包绕肺组织及脏胸膜，支气管镜见肿瘤侵及叶支气管，未侵及主支气管；不常见的表浅扩散型肿瘤，不论体积大小，侵犯限于支气管壁时，虽可能侵犯主支气管，仍为 $T_1$<br>$T_{1a}$：≤1cm；$T_{1b}$：>1cm 且≤2cm；$T_{1c}$：>2cm 且≤3cm |
| $T_2$ | 肿瘤最大径>3cm 且≤5cm；或侵犯主支气管，但未侵及隆突；或侵及脏胸膜；或有阻塞性肺炎或者部分肺不张<br>$T_{2a}$：>3cm 且≤4cm；$T_{2b}$：>4cm 且≤5cm |
| $T_3$ | 肿瘤最大径>5cm 且≤7cm。直接侵犯以下任何一个器官：胸壁（包含肺上沟瘤）、膈神经、心包；或全肺肺不张、肺炎；或同一肺叶出现孤立性癌结节 |
| $T_4$ | 肿瘤最大径>7cm；无论大小，侵及以下任何一个器官：纵隔、心脏、大血管、隆突、喉返神经、主气管、食管、椎体、膈肌；或同侧不同肺叶内孤立癌结节 |
| 区域淋巴结（N） | |
| $N_x$ | 区域淋巴结无法评估 |
| $N_0$ | 无区域淋巴结转移 |
| $N_1$ | 同侧支气管周围及（或）同侧肺门淋巴结以及肺内淋巴结有转移，包括直接侵犯而累及的 |

续　表

| 分期 | 定义 |
|---|---|
| $N_2$ | 同侧纵隔内及（或）隆突下淋巴结转移 |
| $N_3$ | 对侧纵隔、对侧肺门、同侧或对侧前斜角肌及锁骨上淋巴结转移 |

远处转移（M）

| 分期 | 定义 |
|---|---|
| $M_x$ | 远处转移不能被判定 |
| $M_0$ | 没有远处转移 |
| $M_1$ | 远处转移<br>$M_{1a}$：局限于胸腔内，包括胸膜播散（恶性胸腔积液、心包积液或胸膜结节）以及对侧肺叶出现癌结节；$M_{1b}$：远处器官单发转移灶；$M_{1c}$：多个或单个器官多处转移 |

表 10-2　肺癌国际 TNM 临床分期第 8 版

| 分期 | $N_0$ | $N_1$ | $N_2$ | $N_3$ | $M_{1a}$ | $M_{1b}$ | $M_{1c}$ |
|---|---|---|---|---|---|---|---|
| $T_{1a}$ | ⅠA1 | ⅡB | ⅢA | ⅢB | ⅣA | ⅣA | ⅣB |
| $T_{1b}$ | ⅠA2 | ⅡB | ⅢA | ⅢB | ⅣA | ⅣA | ⅣB |
| $T_{1c}$ | ⅠA3 | ⅡB | ⅢA | ⅢB | ⅣA | ⅣA | ⅣB |
| $T_{2a}$ | ⅠB | ⅡB | ⅢA | ⅢB | ⅣA | ⅣA | ⅣB |
| $T_{2b}$ | ⅡA | ⅡB | ⅢA | ⅢB | ⅣA | ⅣA | ⅣB |
| $T_3$ | ⅡB | ⅡA | ⅢB | ⅢC | ⅣA | ⅣA | ⅣB |
| $T_4$ | ⅢA | ⅢA | ⅢB | ⅢC | ⅣA | ⅣA | ⅣB |

【处理原则】

临床上常根据病人的机体状况、肿瘤的病理组织学类型、分子类型、侵及范围和发展趋势采取个体化多学科综合治疗，以最大限度延长生存时间、提高生存率、控制肿瘤进展和改善其生活质量。非小细胞肺癌以手术治疗为主，辅以化学治疗和放射治疗，Ⅰ期、Ⅱ期、部分ⅢA期都是手术适应证，已明确纵隔淋巴结转移（$N_2$）者可考虑放射治疗或化学治疗后再实施手术；小细胞肺癌除早期$T_{1-2}N_0M_0$）病人适合手术治疗，其他以化学治疗和放射治疗为主。

（一）非手术治疗

1. 放射治疗

是从局部消除肺癌病灶的一种手段，主要用于处理手术后残留病灶、局部晚期病例或配合化学治疗。在各种类型的肺癌中，小细胞癌对放射治疗敏感性较高，鳞癌次之，腺癌最差。晚期或肿瘤复发病人姑息性放射治疗可减轻症状。

2. 化学治疗

包括新辅助化学治疗（术前化学治疗）、辅助化学治疗（术后化学治疗）和系统性化学治疗。辅助化学治疗一般由铂类药（顺铂或卡铂）联合另一药物（紫杉醇、多西他赛、培美曲塞、吉西他滨、长春瑞滨）治疗4~6个周期。分化程度低的肺癌，尤其是小细胞癌对化学治疗特别敏感，鳞癌次之，腺癌最差。

3. 靶向治疗

针对肿瘤特有的基因异常进行治疗。目前在肺癌领域得到应用的靶点有表皮生长因子受体（EGFR）、血管内皮生长因子（VEGF）和间变淋巴瘤激酶（ALK）。对中国非小细胞肺癌病人，最重要的靶向药物是EGFR的小分子抑制剂（如吉非替尼、厄洛替尼）。对于携带EGFR基因突变者，EGFR抑制剂治疗有效率和疾病控制率远高于传统化学治疗。

4. 中医中药治疗

按病人临床症状、脉象、舌苔等辨证论治，部分病人的症状可得到改善；亦可用于减轻放射治疗及化学治疗的副作用，提高机体的抵抗力，增强疗效并延长生存期。

5. 免疫治疗

包括2种。①特异性免疫疗法：用经过处理的自体肺癌细胞或加用佐剂后，做皮下接种治疗。②非特异性免疫疗法：用卡介苗、短小棒状杆菌、转移因子、干扰素、胸腺素等生物制品或左旋咪唑等药物激发和增强人体免疫功能，以抵制肿瘤生长，增强机体对化学治疗药物的耐受性而提高治疗效果。

（二）手术治疗

目的是彻底切除肺部原发癌肿病灶和局部及纵隔淋巴结，尽可能保留健康的肺组织。

目前基本手术方式为肺切除术加淋巴结清扫术。肺切除术的范围取决于病变的部位和大小。周围型肺癌，施行肺叶切除加淋巴结清扫术；中心型肺癌，施行肺叶或一侧全肺切除加淋巴结清扫术。若癌肿位于一个肺叶内，但已侵及局部主支气管或中间支气管，则保留正常的邻近肺叶，可以切除病变的肺叶及一段受累的支气管，再吻合支气管上下切端，称之为支气管袖状肺叶切除术；若相伴的肺动脉局部受侵，也可同时做部分切除，端端吻合，称为支气管袖状肺动脉袖状肺叶切除术。

【护理评估】

（一）术前评估

1. 健康史

（1）一般情况：包括年龄、性别、婚姻和职业、有无吸烟和被动吸烟史、吸烟的时间和数量等。

（2）既往史：了解有无其他部位的肿瘤和手术治疗史；有无传染病史，如肺结核等；有无其他伴随疾病，如糖尿病、冠状动脉粥样硬化性心脏病（冠心病）、高血压、慢性支气管炎等。

（3）家族史：了解家庭中有无肺癌和其他肺部疾病、其他肿瘤病人。

2. 身体状况

（1）症状与体征：评估有无咳嗽，咳嗽的性质、频率；有无咳痰，痰量及性状；有无痰中带血或咯血，咯血的量、次数；有无疼痛，疼痛的部位和性质；有无发热、呼吸困难、发绀、杵状指（趾）；有无贫血、低蛋白血症。

（2）辅助检查：了解有无痰液细胞学或细菌学检查、胸部 X 线、胸部 CT、各种内镜及其他有关手术耐受性检查（心电图、肺功能检查）等的异常发现。

3. 心理－社会状况

了解病人对疾病的认知程度，对手术有何顾虑和思想负担；了解朋友及家属对病人的关心、支持程度，家庭对手术的经济承受能力。

（二）术后评估

1. 术中情况

了解病人手术、麻醉方式与效果、病变组织切除情况、术中出血、补液、输血情况和术后诊断。

2. 身体状况

评估生命体征是否平稳，病人是否清醒，末梢循环、呼吸状态如何，有无胸闷、胸痛、呼吸浅快、发绀及肺部痰鸣音等；评估伤口是否干燥，有无渗液、渗血；各引流管是否通畅，引流液的量、颜色与性状等。

3. 心理–社会状况

了解病人有无紧张；康复训练和早期活动是否配合；对出院后的继续治疗是否清楚。

【常见护理诊断/问题】

（一）气体交换受损

与肺组织病变、手术、麻醉、肺膨胀不全、呼吸道分泌物潴留、肺换气功能降低等因素有关。

（二）营养失调：低于机体需要量

与疾病引起机体代谢增加、手术创伤等有关。

（三）焦虑与恐惧

与担心手术、疼痛、疾病的预后等因素有关。

（四）潜在并发症

出血、感染、肺不张、心律失常、哮喘发作、支气管胸膜瘘、肺水肿、肺栓塞、心肌梗死、成人呼吸窘迫综合征。

## 【护理目标】

（1）病人恢复正常的气体交换功能。

（2）病人营养状况改善。

（3）病人自述焦虑、恐惧减轻或消失。

（4）病人未发生并发症，或并发症得到及时发现和处理。

## 【护理措施】

（一）术前护理

1. 呼吸道准备

改善肺泡的通气与换气功能，预防术后感染。

（1）戒烟：劝告并指导病人术前戒烟2周以上。吸烟会刺激肺泡、气管及支气管，使分泌物增加，支气管上皮纤毛活动减少或丧失活力，妨碍纤毛的清洁功能，影响痰液咳出，引起肺部感染。

（2）维持呼吸道通畅：注意观察痰液的量、颜色、黏稠度及气味；遵医嘱给予支气管扩张剂、祛痰剂等药物，以改善呼吸状况；大量咯血者，应绝对卧床休息，头偏向一侧，以免发生窒息。

（3）预防和控制感染：注意口腔卫生，如发现病人有龋齿等口腔疾病时，及时报告医师。如合并有肺内感染、慢性支气管炎或肺气肿，及时采集痰液及咽部分泌物做细菌培养，遵医嘱给予抗生素治疗及雾化吸入以控制感染。

（4）指导训练：指导病人练习腹式深呼吸、有效咳嗽、咳痰和翻身，学会使用深呼吸训练器和吹气球，进行有效的呼吸功能锻炼，以提高肺功能，促进术后肺复张，预防肺部并发症的发生。

（5）机械通气治疗：呼吸功能异常者，根据需要应用机械通气治疗。

2. 营养支持

建立愉快的进食环境、提供色香味齐全的均衡饮食。注意口腔清洁，若有咯血，在咯血后用生理盐水漱口，以除去血腥味，促进食欲。术前伴营养不良者，经肠内或肠外途径补充营养，改善其营养状况，增强机体抵抗力。

### 3. 心理护理

主动向病人介绍病房环境、负责医师及护士，对病人的担心表示理解并予以安慰，对病人的提问认真耐心地回答，以减轻其焦虑或恐惧程度。指导正确认识和接受疾病，协助完成各项术前检查，向病人及家属详细说明各种治疗护理和手术的意义、方法、大致过程、配合要点与注意事项，说明手术的安全性和必要性，并介绍手术成功的实例，以增强病人的信心。主动关心、体贴病人，并动员家属给病人以心理和经济方面的全力支持。

### （二）术后护理

### 1. 病情观察

一般心电监护 24～48 小时，病情需要时延长监护时间。定时观察呼吸并呼唤病人，防止因麻醉副作用引起呼吸暂停和 $CO_2$ 潴留。注意观察有无呼吸窘迫，若有异常，立即通知医师。术后 24～36 小时内，病人血压常有波动，应严密观察肢端温度，甲床、口唇及皮肤色泽，周围静脉充盈情况等。若血压持续下降，应考虑是否存在心功能不全、出血、疼痛、组织缺氧或循环血量不足等情况。

### 2. 安置体位

（1）一般情况：病人未清醒前取平卧位，头偏向一侧，以免呕吐物、分泌物吸入而致窒息或并发吸入性肺炎。清醒且血压稳定者，可改为半坐卧位，以利于呼吸和引流。避免采用头低足高仰卧位，以防横膈上抬而妨碍通气。

（2）特殊情况：①肺段切除术或楔形切除术者，尽量选择健侧卧位，以促进患侧肺组织扩张。②一侧肺叶切除者，如呼吸功能尚可，可取健侧卧位，以利于手术侧残余肺组织的膨胀与扩张；如呼吸功能较差，则取平卧位，避免健侧肺受压而限制肺的通气功能。③全肺切除术者，避免过度侧卧，可取 1/4 患侧卧位，以预防纵隔移位和压迫健侧肺而致呼吸循环功能障碍。④咯血或支气管瘘管者，取患侧卧位。

### 3. 维持呼吸道通畅

（1）给氧：由于肺通气量和弥散面积减少、麻醉不良反应、伤口的疼痛及肺膨胀不全等，肺脏切除术后病人会有不同程度的缺氧。常规给予鼻导管吸氧 2～4L/min，根据血气分析结果调整氧气浓度。

（2）观察：术后带气管插管返回病房者，严密观察气管插管的位置和深度，防止滑出或移向一侧支气管，造成通气量不足。观察呼吸频率、幅度及节律，听诊双肺呼吸音，观察有无气促、发绀等缺氧征象及血氧饱和度情况，若有异常及时通知医师。

（3）深呼吸及咳嗽：病人清醒后立即鼓励并协助其做深呼吸和咳嗽，每1~2小时1次。咳嗽前先给病人由下向上，由外向内叩背或体外振动，使肺叶、肺段处的分泌物松动移至支气管。而后嘱病人做3~5次深呼吸，深吸气后屏气3~5秒，再用力咳嗽将痰咳出。病人咳嗽时，可固定胸部伤口（图10-1），以减轻震动引起的疼痛。

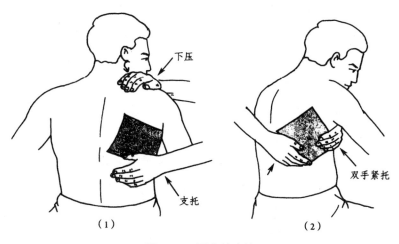

图 10-1　固定的方法

（1）护士站在病人术侧，一手放在术侧肩膀上并向下压，另一手置于伤口下协助支托胸部；（2）护士站在病人健侧，双手紧托伤口部位以固定胸部伤口。

（4）氧气雾化：呼吸道分泌物黏稠者，可用灭菌用水、祛痰剂（盐酸氨溴索）、支气管扩张剂（异丙托溴铵）等药物行氧气雾化或超声雾化，以达到稀释痰液、解痉、抗感染的目的。

（5）吸痰护理：对咳痰无力、呼吸道分泌物滞留者给予鼻导管吸痰。保留气管插管者，随时吸净呼吸道分泌物；全肺切除术后，因其支气管残端缝合处在隆突下方，吸痰管插入长度不宜超过气管的1/2；支气管袖式切除术后，支气管上皮纤毛功能暂时丧失以及气管或支气管吻合口反应性充血、水肿易造成呼吸道分泌物潴留，如病人不能自行咳痰，尽早行支气管纤维镜下吸痰。

4. 胸腔闭式引流管的护理

（1）一般护理：重点注意引流管内水柱波动，定期挤压，防止堵塞，保持引流管通畅。观察引流液颜色、性状和量，一般术后24小时内引流量约500ml，为手术创伤引起的渗血、渗液及术中冲洗胸腔残余的液体。病人病情平稳，暗红色血性引流液逐渐变淡，每日量小于50ml，无气体逸出，胸部X线显示肺复张良好，可拔除胸腔引流管。

（2）持续负压吸引的护理：术后肺创面及缝针处出现漏气，胸腔引流管可见气体逸出。可在胸腔引流瓶的短管处接低负压吸引器（压力：-0.5~-1.5kPa），如有2根胸腔引流管，多接上侧胸腔引流管，促进排气排液，有利于早期肺复张。负压吸引开始应设置在低负压水平，根据病人情况进行缓慢微调，不要随意调整或中断负压吸引，防止复张的肺泡再次发生萎陷。负压吸引时应密切观察病人有无胸闷、气短、发绀、血性引流液增多等情况，判断气管是否居中，听诊双肺呼吸音是否对称。负压吸引一般应在术后24小时以后开始使用，防止过早使用而出现胸腔内渗血。

（3）全肺切除术后胸腔引流管的护理：胸腔引流管一般全钳闭或半钳闭，保证术后患侧胸膜腔内有一定的胸液，维持双侧胸腔内压力平衡，防止纵隔过度摆动。全钳闭时，可根据气管位置调整引流管开放的时间及次数。如气管明显向健侧移位，在排除肺不张后酌情放出适量的气体或引流液。每次放液量不宜超过100ml，速度宜慢，以免快速多量放液引起纵隔突然移位，导致心搏骤停。半钳闭时注意保持引流管内水柱随呼吸波动的幅度为4~6cm。

5. 伤口护理

检查伤口敷料是否干燥、有无渗血、渗液，发现异常及时通知医师。一般胸部伤口7~9日可拆除缝线。

6. 维持体液平衡和补充营养

（1）控制输液量和速度：目的是防止心脏前负荷过重导致急性肺水肿。全肺切除术后应控制钠盐摄入量，24小时补液量控制在2000ml内，速度宜慢，以20~30滴/分为宜。记录出入水量，维持液体平衡。

（2）补充营养：当病人意识恢复且无恶心现象，拔除气管插管后即可开始饮水。肠蠕动恢复后，可开始进食清淡流质、半流质饮食；若病人进食后无任何不适可改为普食。饮食宜高蛋白、高热量、丰富维生素、易消化，以保证营养，提高机体抵抗力，促进伤口愈合。

7. 活动与休息

（1）早期下床活动：目的是预防肺不张，改善呼吸循环功能，增进食欲，振奋精神。根据病人的耐受程度，鼓励术后早期活动。麻醉清醒后，鼓励病人床上活动，如四肢主动活动、抬臀及间歇翻身等。术后第 1 日，生命体征平稳后，鼓励及协助病人床上坐起，坐在床边双腿下垂或床旁站立移步。术后第 2 日起，可扶持病人围绕病床在室内行走 3~5 分钟，以后根据病人情况逐渐增加活动量。活动期间，应妥善保护病人的引流管，严密观察病人病情变化，出现头晕、气促、心动过速、心悸和出汗等症状时，立即停止活动。高龄（>70 岁）、冠心病、高血压病人不宜早期下床活动，以免因缺氧出现心肺并发症。

（2）手臂和肩关节的运动：目的是预防术侧胸壁肌肉粘连、肩关节僵直及失用性萎缩。病人清醒后，可协助其进行术侧肩关节及手臂的抬举运动；术后第 1 日开始做肩、臂的主动运动，如术侧手臂上举、爬墙及肩关节旋前旋后运动，使肩关节活动范围逐渐恢复至术前水平，防止肩下垂。全肺切除术后者，鼓励取直立的功能位，以恢复正常姿势，防止脊椎侧弯畸形。

8. 并发症的护理

（1）胸腔内出血

①原因：手术时胸膜粘连紧密、止血不彻底或血管结扎线脱落，胸腔内大量毛细血管充血及胸腔内负压等因素均可导致胸腔内出血。

②表现：当胸腔引流液量多（每小时>100ml）、呈鲜红色、有血凝块，病人出现烦躁不安、血压下降、脉搏增快、尿少等血容量不足的表现时，应考虑有活动性出血。

③护理：①密切观察病人的生命体征，定时检查伤口敷料及引流管周围的渗血情况，注意胸腔引流液的颜色、性状和量。②一旦出现，立即通知医师，加快输血、补液速度，注意保温，遵医嘱给予止血药，保持胸腔引流管的通畅，确保胸腔内积血及时排出。必要时监测中心静脉压，做好开胸探查止血的准备。

（2）肺炎和肺不张

①原因：由于麻醉药副作用使膈肌受抑制、术后软弱无力、疼痛等，病人术后不能有效咳嗽排痰，导致分泌物堵塞支气管，引起肺炎、肺不张。

②表现：病人出现心动过速、体温升高、哮鸣、发绀、呼吸困难等症状，血气分析显示为低氧、高碳酸血症。

③护理：肺炎及肺不张重在预防。鼓励病人咳嗽、咳痰，痰液黏稠者予以氧气雾化或超声雾化，必要时行鼻导管吸痰或协助医师行支气管纤维镜下吸痰，病情严重时可行气管切开，确保呼吸道通畅。

（3）心律失常：多发生于术后 4 日内。

①原因：与缺氧、出血、水电解质酸碱失衡有关。术前合并糖尿病、心血管疾病者术后更易发生心律失常。

②护理：术后心电监护显示心律失常，应立即报告医师。遵医嘱应用抗心律失常药物，密切观察心率、心律，严格掌握药物剂量、浓度、给药方法和速度，观察药物的疗效及不良反应。

（4）支气管胸膜瘘：是肺切除术后严重的并发症之一，多发生于术后 1 周。

①原因：多由支气管缝合不严密、支气管残端血运不良或支气管缝合处感染、破裂等所致。

②表现：术后 3～14 日仍可从胸腔引流管持续引出大量气体，病人出现发热、刺激性咳嗽、痰中带血或咯血、呼吸困难、呼吸音减低等症状。用亚甲蓝注入胸膜腔，病人咳出蓝色痰液可确诊。支气管胸膜瘘可引起张力性气胸、皮下气肿、脓胸等，如从瘘孔吸入大量胸腔积液会引发窒息。

③护理：一旦发生，立即报告医师；置病人于患侧卧位，以防漏液流向健侧；使用抗生素以预防感染；继续行胸腔闭式引流；小瘘口可自行愈合，但应延长胸腔引流时间，必要时再次开胸手术修补。

（5）肺水肿

①原因：与原有心脏疾病、输血输液过多过快、病肺切除或余肺膨胀不全使肺泡毛细血管床容积减少有关，以全肺切除病人更为明显。

②表现：病人出现呼吸困难、发绀、心动过速、咳粉红色泡沫痰等。

③护理：一旦发生，立即减慢输液速度，控制液体入量；给予吸氧，氧气以 50% 酒精湿化；注意保持呼吸道通畅；遵医嘱给予心电监护及强心、利尿、镇静

和激素治疗，安抚病人的紧张情绪。

（6）肺栓塞：内源性或外源性栓子阻塞肺动脉引起肺循环功能障碍。

①原因：与原有周围血管疾病、术后血液高凝、长期卧床以及术中肺血管壁的损伤等有关。

②表现：病人突然发生不明原因的呼吸困难、咳嗽、咯血、虚脱、面色苍白、出冷汗等，并有脑缺氧症状。心电图、D-二聚体、动脉血气、放射性核素肺通气扫描、肺血管造影等可协助诊断。

③护理：①预防：对存在高危因素的病人，遵医嘱予药物抗凝，预防血栓形成，指导病人早期下床活动，促进血液回流，增强血液循环。②处理：一旦发生肺栓塞，应绝对卧床休息，高浓度吸氧；根据情况予以监测中心静脉压，控制输液入量及速度以及镇静镇痛、抗休克治疗和护理；遵医嘱予抗凝治疗或溶栓治疗后维持抗凝治疗，注意监测病人的凝血功能，观察病人皮肤黏膜是否有出血征象。

（7）心肌梗死

①原因：与心血管病史、术后肺功能下降、呼吸道分泌物排出不畅等有关。

②表现：病人出现血氧饱和度下降、胸痛、呼吸困难、心律失常、低血压、休克、心力衰竭等，心电图和心肌酶学检查可协助诊断。

③护理：一旦发生，应予卧床休息，吸氧，心电监测及心理护理，遵医嘱予镇痛、扩冠、溶栓、抗心律失常、抗休克等处理。

**（三）健康教育**

1. 早期诊断

40 岁以上人群应定期进行胸部 X 线普查，尤其是反复呼吸道感染、久咳不愈或咳血痰者，应提高警惕，做进一步的检查。

2. 休息和营养

保持良好的营养状况，每日保持充分的休息与活动。出院后半年不得从事重体力活动。

3. 康复锻炼

指导病人出院回家后数周内，坚持进行腹式深呼吸和有效咳嗽，以促进肺膨胀；指导病人进行抬肩、抬臂、手达对侧肩部、举手过头或拉床带活动，以预防术侧肩关节僵直。

4. 预防感染

保持良好的口腔卫生，如有口腔疾病应及时治疗。注意环境空气新鲜，避免出入公共场所或与上呼吸道感染者接近。避免居住或工作于布满灰尘、烟雾及化学刺激物品的环境。

5. 复诊指导

定期返院复查；若出现伤口疼痛、剧烈咳嗽及咯血等症状或有进行性倦怠情形，应返院复诊；如术后需进行放射治疗和化学治疗等，指导其坚持完成相应疗程以提高疗效，并告知注意事项。

## 【护理评价】

通过治疗与护理，病人是否：①呼吸功能改善，气促、发绀等缺氧征象减轻或消失；②营养状况改善；③焦虑减轻；④并发症得以预防，或得到及时发现和处理。

# 第二节　肺结核

肺结核是由结核分枝杆菌引起的、有较强传染性的慢性肺部疾病。世纪中期应用有效的抗结核药物（如链霉素、异烟肼等）后，大多数肺结核病人经内科治疗可痊愈，仅少数经内科治疗无效者才需外科手术治疗。

## 【病理生理】

肺结核的基本病理改变包括渗出性改变、增生性病变和干酪样坏死。肺内结核病灶可发展形成3种肺部病变：①病灶干酪样坏死，形成空洞；②支气管结核引起张力空洞、支气管狭窄、扩张或肉芽肿；③肺毁损，导致呼吸功能改变，造成限制性阻塞性通气功能障碍、弥散功能障碍或肺内静脉分流以及引起肺源性心脏病。

**【临床表现】**

（一）症状

多表现为午后或傍晚低热、盗汗、疲倦乏力、食欲减退、体重下降、咳嗽、咯血、胸痛、呼吸困难等。少数病人可无症状。部分病人可并发自发性气胸、脓气胸、肺源性心脏病、支气管扩张等疾病，或继发肺外结核。

（二）体征

可无阳性体征或仅在锁骨上下、肩胛区闻及湿啰音。

**【辅助检查】**

（一）实验室检查

红细胞沉降率加速，结核菌素试验阳性，痰结核菌检查阳性。

（二）影像学检查

胸部 X 线可早期发现肺结核，对病灶部位、范围、性质、发展情况和治疗效果做出判断。胸部 CT 可发现微小或隐蔽性病变。

（三）支气管镜检查

经纤维支气管镜对支气管或肺内病灶活检。

**【处理原则】**

（一）非手术治疗

1. 支持治疗

加强营养，改善全身情况。

2. 抗结核治疗

给予正规的抗结核治疗。术前给予 6~8 个月的抗结核治疗后，大部分病变可被吸收，为手术的最佳时机；术后继续抗结核治疗 6～12 个月，以防结核复发。

### （二）手术治疗

手术治疗的原则是尽可能切除病灶，保留健康的肺组织。

1. 适应证

（1）肺结核空洞：经内科治疗无效，痰结核菌阳性者。特别是张力性空洞、厚壁空洞、巨大空洞及下叶空洞。

（2）结核球：直径>2cm，有咯血、咳痰，以及难与肺癌鉴别者。

（3）纤维干酪性肺结核：病人痰菌阳性，经胸部 X 线或 CT 扫描检查见有较大的干酪块病灶，内科治疗难以奏效者。

（4）肺毁损：一侧肺的全部或绝大部分由于病变失去功能，并有痰菌阳性、咯血或继发感染等症状，而对侧肺基本正常。

（5）并发结核性支气管扩张、支气管狭窄及肺不张者：病人痰菌阳性，并经常反复咯血或脓痰。

2. 禁忌证

（1）肺结核正在扩展或处于活动期；

（2）一般情况和心肺功能差，肺切除后将严重影响病人的呼吸功能；

（3）合并肺外其他脏器结核病，经过系统抗结核治疗，病情仍在进展或恶化。

3. 常见手术类型

（1）肺切除术：根据病变范围和程度实施肺段、肺叶或全肺切除术。

（2）胸廓成形术：自上而下切除肋骨，每次切除不超过 3～4 根，每次手术间隔 3 周，术后加压包扎胸部，避免胸廓反常呼吸运动。由于疗效有限，术后易并发脊柱畸形，效果不如肺切除术，胸廓成形术近 30 年很少采用。

### 【护理措施】

参见肺癌病人的护理。

（一）维持正常体温

1. 降温

体温超过 35.5℃者，采用物理降温或遵医嘱给予降温药物；低热或盗汗者，予温水擦浴，勤更衣，保持舒适。

2. 补液

遵医嘱给予输液，补充水分。

3. 抗结核治疗

遵医嘱给予抗结核药物，直至病情稳定。

（二）并发症的护理

1. 肺部或胸腔继发性感染

协助医师治疗，遵守无菌操作和呼吸道隔离的原则；保持病人清洁卫生和室内空气流通、清新；遵医嘱使用抗结核、抗感染药物；病人出院后彻底消毒灭菌。

2. 支气管胸膜瘘

由于支气管残端或胸膜腔有结核感染、残端处理不当导致愈合不良、炎性水肿或残端裂开。注意观察病人是否有发热，刺激性咳嗽且健侧卧位时加剧、咳血性痰，胸腔闭式引流管持续性大量漏气，发现则立即告知医师处理，同时加强病人呼吸道的护理。

（三）健康教育

1. 疾病预防

痰菌阳性时，指导病人及家属保持室内良好通风；痰液咳入带盖的痰杯内，用 2% 含氯石灰澄清液（含有效氯 5000mg/L）浸泡 1 小时后弃去；接触痰液后用流动水清洗双手；接触未接受抗结核治疗或治疗不足 2~3 周的病人时，戴口罩。

2. 疾病知识

向病人及家属讲解本病的病因、常见临床表现、传染途径及预防传播方法等方面的知识，以提高其自我护理能力并解除其恐惧心理。

3. 疾病康复

指导病人服药的有关知识与方法，做到遵医嘱服药，告知病人要维持足够的用药剂量和时间，同时指导病人观察药物的不良反应，出现异常征象，及时返院复查；避免再接触外来结核菌而使病情复发；规律生活，充分休息，避免劳累，摄取含有充分营养素的均衡饮食以增强抵抗力；定期返院复查。

# 第三节 支气管扩张

支气管扩张是由于支气管壁及其周围肺组织的炎症性破坏所造成的 1 根或多根支气管异常性、永久性扩张的慢性呼吸道疾病。

## 【病因】

支气管扩张多因支气管及其远端阻塞（支气管内稠厚分泌物、脓块、异物及支气管旁肿大的淋巴结、肿瘤）并发感染所致，两者互为因果，形成恶性循环。婴幼儿时期的感染如百日咳、支气管肺炎、肺结核等易诱发支气管扩张。有先天性支气管壁软骨和支持组织发育缺陷者，更易发生支气管扩张，但较少见。

## 【病理生理】

支气管扩张多发生在第三、四级支气管分支，双肺下叶、舌叶和中叶多见。分为柱状、囊状和混合型扩张 3 种，管壁破坏柱状轻，囊状重。炎症先破坏支气管壁的纤毛柱状上皮，继而弹力纤维、平滑肌、软骨等组织，后代之以纤维组织，使支气管壁失去弹性，支气管呈柱状或囊状扩张，成为感染分泌物淤积的管柱或囊袋。扩张支气管周围可见新生血管、毛细血管扩张形成血管瘤，致病人咯血。支气管还可因炎症导致的瘢痕及纤维化收缩而闭塞不张或形成肺内多发性小囊肿。抗感染治疗虽使支气管和肺部炎症改善，但不能逆转支气管扩张的病理改变。

**【临床表现】**

（一）症状

主要为慢性咳嗽、咳痰、咯血，反复发作的呼吸道和肺部感染。病人痰量较多，呈黄绿色脓性黏液，甚至有恶臭。体位改变，尤其是清晨起床时可诱发剧烈咳嗽伴咳大量痰，可能是扩张支气管内积存的脓液引流入近端气道，引起刺激所致。咯血可反复发生，痰中带血或大量咯血，咯血量与病情严重程度不一致。病程久者可有贫血、营养不良或杵状指（趾）等。

（二）体征

肺部听诊可闻及局限的湿啰音和呼气性啰音。

**【辅助检查】**

影像学检查可明确诊断支气管扩张的部位、范围和程度。胸部 X 线显示轻度支气管扩张无明显异常，随着病情进展可出现肺纹理增多、紊乱或网络、蜂窝状改变。胸部 CT 表现为局限性严重浸润，肺容积减小，支气管远端柱状或囊状扩张。高分辨薄层 CT 对支气管扩张诊断的敏感性和特异性均很高，是目前最重要的检查手段。支气管造影是特异性诊断方法之一，目前已较少应用。

**【处理原则】**

治疗措施包括内科治疗、外科治疗和支气管动脉栓塞治疗。手术是治疗的主要手段，目的是切除病变组织、保存正常肺组织、避免感染和其他并发症。

（一）手术适应证

（1）一般情况好，心肺肾等重要器官功能可耐受手术；
（2）规范内科治疗 6 个月以上症状无减轻；
（3）病变相对局限；
（4）症状明显，如持续咳嗽、大量脓痰、反复或大量咯血。

（二）手术禁忌证

（1）一般情况差，心肺肾功能不全，不能耐受手术者；

（2）双肺弥漫性病变；

（3）合并肺气肿、哮喘或肺源性心脏病者。

（三）手术方法

一般可做肺叶或肺段切除，少数病人需做全肺切除，肺移植是重度支气管扩张可供选择的治疗手段之一。

## 【护理措施】

参见肺癌病人的护理。

（一）改善营养状况

给予高维生素、高蛋白、高热量饮食，纠正营养不良和贫血。

（二）并发症的护理

1. 窒息

（1）原因：多为咯血或痰液堵塞呼吸道所致。

（2）表现：病人出现呼吸极度困难，口唇、颜面青紫，心跳加快而微弱，甚至出现昏迷和呼吸、心搏骤停。

（3）护理：①协助病人保持身心安静，让病人得到充分休息，避免因咯血致病人紧张而加重出血，必要时遵医嘱使用镇静剂，剧烈咳嗽者适当镇咳，忌用吗啡；②术中采取双腔气管插管，加强吸痰，防止支气管扩张囊腔中的痰液流入健侧肺，造成窒息或健侧肺感染；③加强呼吸道护理，维持呼吸道通畅；④如为咯血导致，保持静脉输液管路通畅，及时配血、输血，遵医嘱应用止血药物，不宜体位引流。

2. 肺部及胸腔感染

加强呼吸道护理；协助做好药物敏感试验；遵医嘱使用抗生素。

（三）健康教育

1. 疾病知识

告知本病的病因、常见临床表现。支气管扩张手术疗效多较满意。出院后一旦症状加重，应及时就诊。

2. 疾病康复

指导病人出院后应加强体育锻炼，生活起居规律，劳逸结合，以增强机体抵抗力；注意保暖和口腔卫生，忌烟酒及辛辣食物，避免烟雾、灰尘及不良情绪的刺激；坚持进行有效深呼吸，预防呼吸道感染，防止支气管扩张复发。

# 第十一章　食管疾病病人的护理

## 第一节　食管癌

食管癌是一种常见的消化道恶性肿瘤，其发病率和死亡率各国差异很大。在我国，男性发病率高于女性，发病年龄多在 40 岁以上，以 60~64 岁年龄组发病率最高。

【病因】

病因至今尚未明确，可能与下列因素有关。

（一）亚硝胺及真菌

亚硝胺是公认的化学致癌物，在高发区的粮食和饮水中，其含量较高，且与当地食管癌和食管上皮重度增生的患病率成正相关。各种霉变食物能产生致癌物质，一些真菌能将硝酸盐还原为亚硝酸盐，促进二级胺的形成，使二级胺比发霉前增高 50~100 倍。少数真菌还能合成亚硝胺。

（二）营养不良及微量元素缺乏

饮食缺乏动物蛋白、新鲜蔬菜和水果，摄入的维生素 A、维生素 $B_1$、维生素 $B_2$ 以及维生素 C 的缺乏，是食管癌的危险因素。食物、饮水和土壤内的微量元素，如钼、铜、锰、铁、锌含量较低，亦与食管癌的发生相关。

（三）饮食习惯

吸烟、长期饮烈性酒者食管癌发生率明显升高。进食粗糙食物，进食过热、过快等因素易致食管上皮损伤，增加对致癌物的敏感性。

（四）遗传因素和基因

食管癌的发病常呈家族聚集现象，河南林县食管癌有阳性家族史者占 60%。在食管癌高发家族中，染色体数目及结构异常者显著增多。

（五）其他因素

食管慢性炎症、黏膜损伤及慢性刺激亦与食管癌发病有关，如食管腐蚀伤、食管慢性炎症、贲门失弛缓症及胃食管长期反流引起的 Barrett 食管（食管末端黏膜上皮柱状细胞化）等均有癌变的危险。

【病理与分型】

绝大多数为鳞状上皮癌，占 95%以上。中胸段食管癌最多，其次为下胸段，上胸段少见。贲门部腺癌可向上延伸累及食管下段。

（一）分型

按病理形态，中晚期食管癌可分为 5 型：

1. 髓质型

最常见，约占临床病例的 60%。管壁明显增厚并向腔内外扩展，使癌瘤的上下端边缘呈坡状隆起。多数累及食管周径的全部或绝大部分，恶性程度高。切面呈灰白色，为均匀致密的实体肿块。

2. 蕈伞型

占 15%左右。瘤体呈卵圆形扁平肿块状，向腔内呈蘑菇样突起。隆起的边缘与周围的黏膜境界清楚，瘤体表面多有浅表溃疡，其底部凹凸不平。

3. 溃疡型

占 10%左右。瘤体的黏膜面呈深陷而边缘清楚的溃疡，溃疡的大小和外形不深入肌层，阻塞程度较轻。

4. 缩窄型（硬化型）

约占 10%。瘤体形成明显的环行狭窄，累及食管全部周径，较早出现阻塞症状。

5. 腔内型

较少见，占 2%~5%。癌肿呈息肉样向食管腔内突出。

（二）转移途径

主要通过淋巴转移，血行转移发生较晚。

1. 直接扩散

癌肿最先向黏膜下层扩散，继而向上、下及全层浸润，很容易穿透疏松的外膜侵入邻近器官。

2. 淋巴转移

是食管癌的主要转移途径。首先进入黏膜下淋巴管，通过肌层到达与肿瘤部位相应的区域淋巴管。上段食管癌常转移至锁骨上淋巴结及颈淋巴结，中、下段则多转移至气管旁淋巴结、贲门淋巴结及胃左动脉旁淋巴结。但各段均可向上端或下端转移。

3. 血行转移

较少见，主要向肺、肝、肾、肋骨、脊柱等转移。

【临床表现】

（一）早期

常无明显症状，吞咽粗硬食物时可能偶有不适，包括哽噎感，胸骨后烧灼样、针刺样或牵拉摩擦样疼痛。食物通过缓慢或停滞感、异物感。哽噎、停滞感常通过饮水而缓解或消失。上述症状时轻时重，进展缓慢。

（二）中晚期

1. 症状

进行性吞咽困难为其典型症状，先是难咽干硬食物，继而只能进半流质、流质，最后滴水难进。病人逐渐消瘦、贫血、脱水和无力。随着肿瘤发展，食管癌可侵犯邻近器官或向远处转移，出现相应的晚期症状。肿瘤外侵导致持续而严重的胸背疼痛，癌肿侵犯气管、支气管可形成食管-气管或食管-支气管瘘，出现吞咽水或食物时剧烈呛咳，可因食管梗阻致内容物反流入呼吸道而引起呼吸系统感染；侵犯喉返神经可出现声音嘶哑；穿透大血管可出现致死性大呕血。

2. 体征

中晚期病人可触及锁骨上淋巴结肿大，严重者有腹水征。晚期病人出现恶病质状态。若有肝、脑等脏器转移，可出现黄疸、腹水、昏迷等。

【临床分期】

对食管癌进行临床分期，可以了解病情，设计治疗方案及比较治疗效果。国际抗癌联盟（UICC）与美国癌症联合会（AJCC）于2017年1月联合发布第8版食管癌 TNM 分期标准（表11-1），对原发肿瘤（T）、区域淋巴结（N）、远处转移（M）以及分化程度（G）进行了修订，新增了鳞癌的位置分类（L）。第8版分期标准分别对临床（cTNM）、病理（pTNM）及新辅助治疗后（ypTNM）进行分期，不再使用共同的分期系统；同时，鳞癌和腺癌的各类分期系统均有差异。第8版食管癌国际 TNM 临床分期（cTNM）具体见表11-2。

表 11-1　专家推荐骨质疏松症一日食谱

| 分期 | 定义 |
| --- | --- |
| 原发肿瘤（T） | |
| $T_x$ | 原发肿瘤不能确定 |
| $T_0$ | 无原发肿瘤证据 |
| $T_{is}$ | 重度不典型增生 |
| $T_1$ | 侵犯黏膜固有层、黏膜肌层或黏膜下层：$T_{1a}$：侵犯黏膜固有层或黏膜肌层，$T_{1b}$：侵犯黏膜下层 |
| $t_2$ | 侵犯食管肌层 |
| $T_3$ | 侵犯食管纤维膜 |
| $T_4$ | 侵犯食管周围结构：$T_{4a}$：侵犯胸膜、心包、脐静脉、膈肌或腹膜，$T_{4b}$：侵犯其他邻近结构如主动脉、椎体、气管等 |
| 区域淋巴结（N） | |

| 分期 | 定义 |
|---|---|
| $N_x$ | 区域淋巴结无法评估 |
| $N_1$ | 1~2 枚区域淋巴结转移 |
| $N_2$ | 3~6 枚区域淋巴结转移 |
| $N_3$ | >7 枚区域淋巴结转移 |
| 远处转移（M） | |
| $M_0$ | 无远处转移 |
| $M_1$ | 有远处转移 |
| 位置分类（L）——食管鳞癌 | |
| $L_x$ | 无法评估 |
| 上段 | 颈部食管下至奇静脉弓下缘水平 |
| 中段 | 奇静脉弓下缘至下肺静脉水平 |
| 下段 | 下肺静脉下至胃，包括食管胃交界 |
| 分化程度——食管鳞癌 | |
| $G_x$ | 分化程度不能确定 |
| $G_1$ | 高分化癌：角质化为主，伴颗粒层形成和少量非角质化基底样细胞成分，肿瘤细胞排列成片状、有丝分裂少 |
| $G_2$ | 中分化癌：组织学特征多变，从角化不全到低度角化。通常无颗粒形成 |
| $G_3$ | 低分化癌：通常伴有中心坏死，形成大小不一巢样分布的基底样细胞。巢主要由肿瘤细胞片状或路面样分布组成，偶可见角化不全或角质化细胞。"未分化"癌组织进一步检测为鳞状细胞组分，或仍为未分化癌，属于此类 |
| 分化程度（G）——食管腺癌 | |
| $G_x$ | 分化程度不能确定 |
| $G_1$ | 高分化癌：大于95%肿瘤细胞为分化较好的腺体组织 |
| $G_2$ | 中分化癌：50%~95%肿瘤细胞为分化较好的腺体组织 |

续　表

| 分期 | 定义 |
| --- | --- |
| $G_3$ | 低分化癌：肿瘤细胞成巢状或片状，小于50%有腺体形成；"未分化"癌组织的进一^检测为腺体组织，属于此类 |

**表 11-2　食管癌国际 TNM 临床分期（cTNM）第 8 版**

| | 鳞癌 | | | | | 腺癌 | | | | |
| --- | --- | --- | --- | --- | --- | --- | --- | --- | --- | --- |
| | $N_0$ | $N_1$ | $N_2$ | $N_3$ | $M_1$ | $N_0$ | $N_1$ | $N_2$ | $N_3$ | $M_1$ |
| $T_{is}$ | 0 | | | | | 0 | | | | |
| $T_1$ | I | I | III | IVA | IVB | I | IIA | IVA | IVA | IVB |
| $T_2$ | II | II | III | IVA | IVB | IIB | III | IVA | IVA | IVB |
| $T_3$ | II | III | III | IVA | IVB | III | III | IVA | IVA | IVB |
| $T_{4a}$ | IVA | IVA | IVA | IVA | IVB | III | III | IVA | IVA | IVB |
| $T_{4b}$ | IVA | IVA | IVA | IVA | IVB | IVA | IVA | IVA | IVA | IVB |

【辅助检查】

（一）食管吞钡双重对比造影

早期可见：①食管皱襞紊乱、粗糙或有中断现象；②小的充盈缺损；③局限性管壁僵硬，蠕动中断；④小龛影。中、晚期有明显的不规则狭窄和充盈缺损，病变段管壁僵硬。严重狭窄者近端食管扩张。

（二）内镜及超声内镜检查

食管纤维内镜检查可直视肿块部位、形态，并可钳取活组织做病理学检查。早期病变在内镜下肉眼难以区别时，可采用0.5%～2%甲苯胺蓝或3%～5%Lugol碘液行食管黏膜染色。甲苯胺蓝使正常组织不染色而肿瘤组织着蓝色；而Lugol碘液使正常食管黏膜染成黑色或棕绿色，肿瘤组织不被碘染色而呈现黄色，这是上皮细胞糖原与碘的反应，肿瘤细胞内糖原被耗尽之故。超声内镜检查可用于判断肿瘤侵犯深度、食管周围组织及结构有无受累，以及局部淋巴结转移情况。

### （三）放射性核素检查

利用某些亲肿瘤的核素，如$^{32}$磷、$^{131}$碘、$^{67}$镓、$^{99m}$锝等检查，对早期食管癌病变的发现有帮助。

### （四）气管镜检查

肿瘤在隆嵴以上应行气管镜检查，同时应注意腹腔脏器及淋巴结有无肿瘤转移。

### （五）胸、腹部 CT

能显示食管癌向管腔外扩展的范围及淋巴结转移情况，辅助判断能否手术切除。

【处理原则】

以手术为主，辅以放射治疗、化学治疗等多学科综合治疗。

（一）非手术治疗

1. 放射治疗

（1）与手术治疗综合应用：术前放射治疗后，间隔 2~3 周再做手术；对术中切除不完全的残留癌组织处做金属标记，一般在术后 3~6 周开始术后放射治疗。

（2）单纯放射治疗：多用于颈段、胸上段食管癌；也可用于有手术禁忌证而尚可耐受放射治疗者。

2. 化学治疗

食管癌对化学治疗药物敏感性差，可与其他方法联合应用，有时可提高疗效。食管癌常用的化学治疗药物有顺铂（PDD）、博来霉素（bleomycin）、紫杉醇等。

3. 其他

免疫治疗及中药治疗等亦有一定疗效。

（二）手术治疗

手术是治疗食管癌首选方法。若全身情况和心肺功能储备良好、无明显远处转移征象，可考虑手术治疗。食管原位癌可在内镜下行黏膜切除，术后 5 年生存率可达 86%～100%。对估计切除可能性小的较大鳞癌而全身情况良好者，术前可先做放射治疗和化学治疗，待瘤体缩小后再手术。

常用的手术方式有非开胸及开胸食管癌切除术 2 类。目前对中段以上的食管癌多主张采用颈–胸–腹三切口方法，并同时行淋巴结清扫。食管癌切除后常用胃或结肠重建食管，以胃最为常用。

对晚期食管癌、不能根治或放射治疗、进食有困难者，可做姑息性减状手术，如胃或空肠造瘘术、食管腔内置管术、食管分流术等，以达到改善营养、延长生命的目的。

**【护理评估】**

（一）术前评估

1. 健康史

（1）一般情况：包括年龄、性别、婚姻和职业、有无吸烟和被动吸烟史、居住地和饮食习惯等。

（2）既往史：了解有无其他部位的肿瘤和手术治疗史；有无传染病史，如肺结核等；有无其他伴随疾病，如糖尿病、冠状动脉粥样硬化性心脏病（冠心病）、高血压、慢性支气管炎等。

（3）家族史：了解家庭中有无食管癌和其他食管疾病、其他肿瘤病人。

2. 身体状况

（1）症状与体征：评估有无吞咽困难、呕吐等；有无疼痛，疼痛的部位和性质，是否因疼痛而影响睡眠；有无消瘦、贫血、脱水或衰弱；了解病人有无锁骨上淋巴结和肝肿块；有无腹水、胸腔积液等。

（2）辅助检查：了解食管吞钡造影、内镜及超声内镜检查、CT 等结果，以判断肿瘤的位置、有无扩散或转移。

3．心理–社会状况

了解病人对疾病的认知程度，对手术有何顾虑和思想负担；了解朋友及家属对病人的关心、支持程度，家庭对手术的经济承受能力。

（二）术后评估

1．术中情况

了解手术方式、麻醉方式与病变组织切除情况，术中出血、补液、输血情况及术后诊断等。

2．身体状况

了解病人麻醉是否清醒，生命体征是否平稳，气管插管位置是否改变，呼吸型态如何，有无呼吸浅快、发绀、呼吸音减弱等，血氧饱和度是否正常。了解病人伤口敷料是否干燥，有无渗液、渗血，胸腔闭式引流及胃肠减压引流是否通畅，引流液的颜色、性状和量等。

3．心理–社会状况

评估病人有无焦虑、紧张、恐惧等不良心理，能否配合治疗护理工作，能否安静入睡；能否配合康复训练；有无家庭功能失调及对病人支持无力等。

【常见护理诊断/问题】

（一）营养失调

低于机体需要量与进食量减少或不能进食、消耗增加等有关。

（二）体液不足

与吞咽困难、水分摄入不足有关。

（三）焦虑

与对癌症的恐惧和担心疾病预后等有关。

（四）潜在并发症

肺不张、肺炎、出血、吻合口瘘、乳糜胸等。

## 【护理目标】

（1）病人的营养状况改善。

（2）病人的水、电解质维持平衡。

（3）病人自述焦虑减轻，表现为情绪稳定。

（4）病人未发生并发症，或并发症得到及时发现和控制。

## 【护理措施】

（一）术前护理

1. 心理护理

食管癌病人往往对进行性加重的吞咽困难、日渐减轻的体重焦虑不安；对所患疾病有部分认识，求生的欲望十分强烈，迫切希望能早日手术，恢复进食；但对手术的效果及疾病预后等表现出紧张、恐惧，甚至明显的情绪低落、失眠和食欲下降。护士应注意加强与病人及家属的沟通，了解病人的心理状况，耐心实施心理疏导。讲解手术和各种治疗与护理的意义、方法、大致过程、配合与注意事项，尽可能减轻其不良心理反应。为病人营造安静舒适的环境，保证病人充分休息。争取亲属在心理上、经济上的积极支持和配合，解除病人的后顾之忧。

2. 营养支持和维持水、电解质平衡

大多数食管癌病人因不同程度吞咽困难而出现摄入不足，营养不良，水、电解质紊乱，使机体对手术的耐受力下降。故术前应保证营养素的摄入，根据病人的进食情况，提供充足营养。能进食者，鼓励病人进食高热量、高蛋白、丰富维生素、易消化的流质或半流质饮食；若进食时感食管黏膜有刺痛，可给予清淡无刺激的食物。长期不能进食或一般情况差者，可遵医嘱补充水、电解质或提供肠内、肠外营养。

3. 术前准备

（1）呼吸道准备：对吸烟者，术前严格戒烟 2 周。指导并训练病人有效咳嗽、咳痰和腹式深呼吸，以减少术后呼吸道分泌物、有利排痰、增加肺部通气量、改善缺氧、预防术后肺炎和肺不张的发生。

（2）胃肠道准备：①饮食：术前 3 日改流质饮食，术前禁食 12 小时，禁饮 8 小时。②食管癌出现梗阻和炎症者：术前 1 周遵医嘱给予病人分次口服抗生素（如链霉素）溶液，可起到局部抗感染作用。③进食后有滞留或反流者：术前 1 日晚上遵医嘱予以生理盐水 100ml 加抗生素经鼻胃管冲洗食管及胃，可减轻局部充血水肿、减少术中污染、防止吻合口瘘。④拟行结肠代食管手术者：术前 3~5 日口服肠道不吸收的抗生素，如甲硝挫、庆大霉素或新霉素等；术前 2 日进食无渣流质，术前晚行清洁灌肠或全肠道灌洗后禁饮禁食。⑤术日晨常规留置胃管，胃管通过梗阻部位时不能强行进入，以免穿破食管，可置于梗阻部位上端，待手术中直视下再置于胃中。

（二）术后护理

1. 病情观察

术后 2~3 小时内，严密监测病人的心率、血压及呼吸频率、节律等生命体征的变化；待生命体征平稳后改为每 30 分钟至 1 小时测量 1 次，维持生命体征平稳。

2. 饮食护理

（1）术后早期吻合口处于充血水肿期，需禁饮禁食 3~4 日。拔除胃管前尽量不要将口水或痰液咽下，以减少食管吻合口感染的发生。

（2）禁食期间持续胃肠减压，遵医嘱予以肠内和肠外营养支持。

（3）停止胃肠减压 24 小时后，若无呼吸困难、胸内剧痛、患侧呼吸音减弱及高热等吻合口瘘的症状时，可开始进食。先试饮少量水，术后 5~6 日可进全清流质，每 2 小时给 100ml，每日 6 次。术后 3 周病人若无特殊不适可进普食，但仍应注意少食多餐，细嚼慢咽，进食不宜过多、速度不宜过快。

（4）避免进食生、冷、硬食物（包括质硬的药片和带骨刺的鱼肉类、花生、豆类等），以防后期吻合口瘘。

（5）食管癌、贲门癌切除术后，可发生胃液反流至食管，病人可有反酸、呕吐等症状，平卧时加重，嘱病人进食后 2 小时内勿平卧，睡眠时将床头抬高。

（6）食管胃吻合术后病人，可由于胃拉入胸腔、肺受压而出现胸闷、进食后呼吸困难，应建议病人少食多餐，1~2个月后，症状多可缓解。

3．呼吸道护理

食管癌术后病人易发生呼吸困难、缺氧，并发肺不张、肺炎，甚至呼吸衰竭，主要与下列因素有关：年老的食管癌病人常伴有慢性支气管炎、肺气肿，肺功能低下等；开胸手术破坏了胸廓的完整性；肋间肌和膈肌的切开，使肺的通气泵作用严重受损；术中对肺较长时间的挤压牵拉造成一定的损伤；术后迷走神经功能亢进，引起气管、支气管黏膜腺体分泌增多；食管-胃吻合术后，胃拉入胸腔，使肺受压，肺扩张受限；术后切口疼痛、虚弱致咳痰无力，尤其是颈-胸-腹三切口病人。对此类病人的护理措施包括：①密切观察呼吸型态、频率和节律，听诊双肺呼吸音是否清晰，有无缺氧征兆；②气管插管者，及时吸痰，保持气道通畅；③术后第1日鼓励病人深呼吸、吹气球、使用深呼吸训练器锻炼，促使肺膨胀；④痰多、咳痰无力者若出现呼吸浅快、发绀、呼吸音减弱等痰阻塞现象时，应立即行鼻导管深部吸痰，必要时行纤维支气管镜吸痰或气管切开吸痰。

4．胃肠道护理

（1）胃肠减压的护理：①术后3~4日内持续胃肠减压，妥善固定胃管，防止脱出。待肛门排气、胃肠减压引流量减少后，拔除胃管。②严密观察引流液的量、性状及颜色并准确记录。术后6~12小时可从胃管内抽吸出少量血性或咖啡色液体，以后引流液颜色逐渐变浅。若引流出大量鲜血或血性液体，病人出现烦躁、血压下降、脉搏增快、尿量减少等，应考虑吻合口出血，需立即通知医师并配合处理。③经常挤压胃管，定期用少量生理盐水冲洗并及时回抽，避免管腔堵塞，胃液引流不畅使胃扩张，导致吻合口张力增加和胃液反流而并发吻合口瘘。④胃管脱出后应严密观察病情，不应盲目插入，以免戳穿吻合口，造成吻合口瘘。

（2）结肠代食管（食管重建）术后护理：①保持置于结肠袢内的减压管通畅；②注意观察腹部体征，了解有无发生吻合口瘘、腹腔内出血或感染等，发现异常及时通知医师；③若从减压管内吸出大量血性液或呕吐大量咖啡样液伴全身中毒症状，应考虑代食管的结肠袢坏死，需立即通知医师并配合抢救；④结肠代食管后，因结肠逆蠕动，病人常嗅到粪便气味，需向病人解释原因，并指导其注意口腔卫生，一般此情况于半年后可逐步缓解。

（3）肠内营养的护理：病人术后常规留置肠内营养管，如鼻十二指肠管、胃造瘘管或空肠造瘘管等，护理措施参见第四章第二节肠内营养的相关内容。

5. 胸腔闭式引流的护理

参见胸部损伤病人的护理。

6. 并发症的护理

（1）出血：观察并记录引流液的性状、量。若引流量持续 2 小时超过 4mL/（kg·h），伴血压下降、脉搏增快、躁动、出冷汗等低血容量表现，应考虑有活动性出血，及时报告医师，并做好再次开胸的准备。

（2）吻合口瘘：颈部吻合口瘘对病人生命不造成威胁，经引流多能愈合。胸内吻合口瘘死亡率较高，多发生在术后 5~10 日，死亡率高达 50%。

①原因：主要与以下因素有关：①食管的解剖特点，如无浆膜覆盖、肌纤维呈纵形走向，易发生撕裂；②食管血液供应呈节段性，易造成吻合口缺血；③吻合口张力太大；④感染、营养不良、贫血、低蛋白血症等。

②表现：病人出现呼吸困难、胸痛、胸腔积液和全身中毒症状，如高热、寒战甚至休克等。

③护理：积极预防感染、营养不良、贫血、低蛋白血症等，保持胃肠减压管通畅，避免吻合口张力太大；术后应密切观察病人有无吻合口瘘的临床表现；一旦出现上述症状，应立即通知医师并配合处理，包括：①嘱病人立即禁食；②协助行胸腔闭式引流并常规护理；③遵医嘱予以抗感染治疗及营养支持；④严密观察生命体征，若出现休克症状，应积极抗休克治疗；⑤需再次手术者，积极配合医师完善术前准备。

（3）乳糜胸：食管、贲门癌术后并发乳糜胸是比较严重的并发症。

①原因：多因术中伤及胸导管所致。

②表现：多发生在术后 2~10 日，少数病人可在 2~3 周后出现。病人出现胸闷、气急、心悸，甚至血压下降。术后早期由于禁食，乳糜液含脂肪甚少，胸腔闭式引流可为淡血性或淡黄色液，但量较多；恢复进食后，乳糜液漏出量增多，大量积聚在胸腔内，可压迫肺及纵隔并使之向健侧移位。由于乳糜液中 95% 以上是水，并含有大量脂肪、蛋白质、胆固醇、酶、抗体和电解质，若未及时治疗，

可在短时期内造成全身消耗、衰竭而死亡。

③护理：应积极预防和及时处理。a. 禁食，给予肠外营养支持；b. 若诊断明确，迅速协助放置胸腔闭式引流，必要时低负压持续吸引，以及时引流胸腔内乳糜液，使肺膨胀；c. 需行胸导管结扎术者，积极配合医师完善术前准备。

（三）健康教育

1. 疾病预防

避免接触引起癌变的因素，如改良饮水（减少水中亚硝胺及其他有害物质）、防霉去毒；应用预防药物（维 A 酸类化合物及维生素等）；积极治疗食管上皮增生；避免过烫、过硬饮食等；加大防癌宣传教育，在高发区人群中做普查和筛检。

2. 饮食指导

根据不同术式，向病人讲解术后进食时间，指导合理选择饮食，告知注意事项，预防并发症的发生。

3. 活动与锻炼

保证充分睡眠，劳逸结合，逐渐增加活动量。术后早期不宜下蹲大小便，以免引起直立性低血压或发生意外。由于开胸手术要切断胸部肌肉，术后应加强功能锻炼，防止肌肉粘连，预防术侧肩关节强直及肌肉失用性萎缩。

4. 复诊指导

定期复查，遵医嘱坚持后续治疗，如放射治疗或化学治疗等。若术后 3～4 周再次出现吞咽困难，可能为吻合口狭窄，应及时就诊。

【护理评价】

通过治疗与护理，病人是否：①营养状况改善，体重增加；②体液维持平衡；③焦虑减轻或缓解，睡眠充足，能配合治疗和护理；④并发症得以预防，得到及时发现和处理。

# 第二节　食管良性肿瘤

食管良性肿瘤少见，因症状较轻或无症状，常被忽视。

## 【病因】

病因未明，可能与遗传、疾病（食管炎、食管黏膜损伤等）等因素有关。

## 【病理生理】

食管良性肿瘤按其组织发生来源可分为腔内型、黏膜下型及壁间型。

息肉及乳头状瘤为腔内型。息肉大多有蒂。乳头状瘤以食管下段多见，表面为鳞状上皮覆盖，可有糜烂和出血。

血管瘤及颗粒细胞瘤属黏膜下型。食管血管瘤较少见，常位于黏膜下，呈深紫红色团，偶成息肉样瘤；显微镜下可见毛细血管瘤、海绵状血管瘤或混合型血管瘤。颗粒细胞瘤位于黏膜下呈结节状，与肌肉不能分开。

食管平滑肌瘤为壁间型，临床最为常见，约占食管良性肿瘤的70%。年龄多在20~50岁，90%位于食管中下段。肿瘤多为单发，多发仅占2%~3%。肿瘤呈圆形、椭圆形或马蹄形，多有完整包膜，质坚硬，呈灰白色。

## 【临床表现】

食管良性肿瘤病人的症状和体征主要取决于肿瘤的部位和大小。较大的肿瘤可以不同程度地堵塞食管腔，出现吞咽困难、呕吐和消瘦等症状。很多病人有吸入性肺炎、胸骨后压迫感或疼痛感。血管瘤病人可发生出血。

## 【辅助检查】

### （一）食管 X 线吞钡检查

可见平滑的半球形或新月形充盈缺损，管壁柔软，肿瘤处黏膜皱襞可以增宽或消失，但无中断。

（二）纤维食管镜检查

可见黏膜外肿瘤突向食管腔内，黏膜正常，内镜顶端轻触肿瘤部，黏膜外有肿物感。黏膜外肿瘤禁行活检，以免因黏膜损伤给手术摘除肿瘤带来困难。

**【处理原则】**

一般而言，食管良性肿瘤都需进行外科手术切除病变。对腔内型小而长蒂的肿瘤可经内镜摘除。对壁内型和黏膜下型肿瘤，一般需经剖胸或胸腔镜切除。术中小心保护食管黏膜防止破损。对巨大平滑肌瘤或合并有溃疡时，可行平滑肌瘤及食管切除，用胃重建食管。

**【护理措施】**

（一）心理护理

食管良性肿瘤病人的心理压力可能会比食管癌病人轻，但因其有恶变倾向，病人可能存在一定的心理负担。因此应注意观察病人情绪，帮助其增强战胜疾病的信心，树立起积极乐观的生活态度。

（二）营养支持和维持水、电解质平衡

较大肿瘤的病人可能存在营养不良，水、电解质紊乱，应加强营养素的摄入，提高手术应对能力，促进术后快速康复。

# 参考文献

[1]  王春友. 胰腺肿瘤外科学[M]. 北京:人民卫生出版社,2011.

[2]  曹伟新,李乐之. 外科护理学[M].4版. 北京:人民卫生出版社,2006.

[3]  陈文彬. 诊断学[M].8版. 北京:人民卫生出版社,2012.

[4]  陈孝平. 外科学[M].2版. 北京:人民卫生出版社,2010.

[5]  陈孝平,汪建平. 外科学[M].8版. 北京:人民卫生出版社,2013.

[6]  弗兰克,罗森塔尔,卡普兰. 康复心理学手册[M].2版. 朱霞,译. 南京:东南大学出版社,2014.

[7]  郭震华,那彦群. 实用泌尿外科学[M]. 北京:人民卫生出版社,2013.

[8]  黄芳艳,闫曙光. 外科护理学[M]. 南京:江苏科学技术出版社,2013.

[9]  黄洁夫. 肝胆胰外科学[M]. 北京:人民卫生出版社,2010.

[10]  江基尧. 现代颅脑损伤学[M].3版. 上海:第二军医大学出版社,2010.

[11]  李黎明. 肾上腺疾病的外科治疗[M]. 北京:科学技术文献出版社,2010.

[12]  李玉林. 病理学[M].8版. 北京:人民卫生出版社,2013.

[13]  宁宁,朱红,刘晓艳. 骨科护理手册[M].2版. 北京:科学出版社,2015.

[14]  彭南海,黄迎春. 肠外与肠内营养护理学[M]. 南京:东南大学出版社,2015.

[15]  彭晓玲. 外科护理学[M]. 北京:人民卫生出版社,2012.

[16]  漆德芳. 腹膜及腹膜后间隙疾病[M]. 北京:清华大学出版社,2015.

[17]  乔悦,王巍. 皮肤性病学速记[M]. 北京:中国医药科技出版社,2010.

[18]  任蔚虹,王惠琴. 临床骨科护理学[M]. 北京:中国医药科技出版社,2007.

[19]  沈柏用,彭承. 机器人胰腺外科手术学[M]. 上海:上海科学技术出版社,2014.

[20]  宋来君. 神经外科围术期管理[M]. 郑州:郑州大学出版社,2013.

[21]  沈守荣,金龙玉. 常见病处方速查手册[M]. 长沙:湖南科学技术出版社,2013.